ADAM

Der Weg der Quantenheilung

Der neue Weg zu Heilung und
innerem Gleichgewicht

ADAM

Der Weg der Quantenheilung

Der neue Weg zu Heilung und innerem Gleichgewicht

In Erinnerung an einen guten Freund, meine Katze Gizmo

Aus dem Englischen von Michael Schaefer

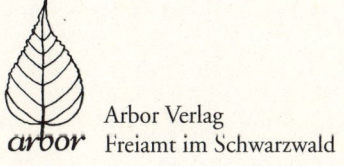

Arbor Verlag
Freiamt im Schwarzwald

*Sie haben den Rest Ihres Lebens,
um Ihre Zukunft zu ändern.*

ADAM

Die Originalausgabe erschien unter dem Titel:
The Path of the Dreamhealer
The Quantum World of Energy Healing

Dreamhealer™ is a Trademark of DreamHealer Inc.
www.dreamhealer.com

2. Auflage 2010

Titelfoto: © 2009 photocase.com, okabekenji_akane
Lektorat: Dr. Richard Reschika
Gestaltung Innenseiten: Sandy Riemer
Gestaltung Buchcover: Anke Brodersen
Druck und Bindung: Westermann, Zwickau

Dieses Buch wurde auf 100 % Altpapier gedruckt und ist alterungsbeständig.
Weitere Informationen über unser Umweltengagement
finden Sie unter www.arbor-verlag.de/umwelt.

www.arbor-verlag.de

ISBN 978-3-936855-55-5

Inhalt

Vom Weltraum in die inneren Räume   7

WIE ALLES BEGANN   20

Die Vision   21

Der Ursprung des Universums   29

Das Informationsfeld   36

Symphonie des Lichts   51
Auren   52
Energie-Übungen   56
Biophotonen   64
Störungen durch elektromagnetische Frequenzen   69

WAS WIR AUS DEM LEBEN MACHEN   74

Bewusstsein   75
Bewusstes und Unbewusstes zur Deckung bringen   83
Der unbewusste Zustand: Koma   85
Das Bewusstsein der Tiere   90
Kollektives Bewusstsein   93

Emotionen und Lebenseinstellung   98
Emotionale Ausgeglichenheit   105
Süchte und schlechte Lebensgewohnheiten   109
Die eigene Einstellung ändern   111
Das Reisegepäck für den Weg zur Heilung   115
Sich Auszeiten gönnen   118
Wie Humor und Dankbarkeit Gesundheit
und Heilung beeinflussen   118

Überzeugungen und Spiritualität 122

Affirmationen 128

Der Einfluss von Glaubenssätzen auf meine
Heilungsarbeit 155

Spiritualität 168

Reinkarnation 176

Karma 188

Die geistige Welt 200

HEILENDE VISUALISIERUNG 208

Warum überhaupt visualisieren? 210

Strategien zur Verstärkung heilender Visualisierungen 213

Geschwindigkeits-Meditation 214

Wie man konzentrierte Intention maximiert 216

Übung zum Projizieren eines holographischen Bildes 217

Spezielle Visualisierungen 219

Reflexion 229

Vom Weltraum in die inneren Räume

Mir ist die Gabe verliehen worden, in diesem Leben hier und jetzt ein Energie-Heiler zu sein. Ich fühle mich dazu hingezogen, Menschen zu heilen und ihnen auf ihrem Weg zu Selbstvertrauen und Eigenverantwortung zu helfen. Mein Ziel ist es, anderen zu zeigen, wie sie ihre angeborenen Energiequellen und ihre Intention nutzen können, um sich und andere zu heilen. Das steht im Mittelpunkt meiner praktischen Arbeit, meiner Workshops und meiner zwei bisherigen Bücher. Auch das vorliegende Buch konzentriert sich auf das Thema Heilung. Es handelt von unserem Ursprung und unseren Eigenschaften und Fähigkeiten als Energiewesen.

Begriffe wie Urknall, Biophotonen, Bewusstsein und Reinkarnation haben alle etwas mit Gesundheit und Heilung zu tun. Obwohl diese und andere Begriffe in diesem Buch in wissenschaftlicher Sprache erläutert werden, ist es nicht als wissenschaftliches Lehrbuch gedacht. *Der Weg der Quantenheilung* ist vielmehr eine Sammlung aller Informationen, die ich intuitiv empfangen und aufgenommen habe – ein Teil meiner Gabe ist die Fähigkeit, intuitiv riesige Informationsmengen aufzunehmen, die man sich normalerweise durch jahrelanges Studieren und Forschen aneignen muss. Viele Menschen bezeichnen diesen Prozess des intuitiven „Herunterladens" von Information als „Channeling". Ich selbst wiederum habe als ein Kanal fungiert, indem ich diese Vorstellungen an Sie weitergeleitet habe. Die gesamte Information, die ich intuitiv empfange, hat die Form komplexer wissenschaftlicher Bilder, aber ich habe das Wissenschaftliche vereinfacht, um den Leserinnen und Lesern den Zugang möglichst leicht zu machen.

Während es für die praktische Selbstheilung nicht nötig ist, Quantenphysik in allen Details zu verstehen, ist es doch sinnvoll, einen allgemeinen Überblick zu haben, wo Energie herkommt und wie sie funktioniert. Diesen allgemeinen Überblick liefere ich in Teil I, „Wie alles anfing", der auch die Geschichte enthält, wie mein Weg mich zur Bestätigung einer Vision führte, die ich gehabt hatte. Sie ist das eindringlichste Beispiel für meine außergewöhnlichen Erlebnisse und liegt dem „Herunterladen" von Information zugrunde, das die Basis dieses Buches ist. Was hat also der Ursprung des Universums mit Gesundheit und Heilung zu tun? Wie ich im 2. Kapitel erläutere, ist alles im Universum Energie in Form einer Welle oder eines Partikels. Außerdem ist alles im Universum aus einer gemeinsamen Energiequelle hervorgegangen. Der Urknall-Theorie zufolge, der maßgeblichen wissenschaftlichen Theorie über den Ursprung des Universums, wurde das Universum vor etwa zehn bis fünfzehn Milliarden Jahren geschaffen, als eine kosmische Explosion Materie in alle Richtungen schleuderte. Aus diesem Grund sind wir energetisch alle eins. Wir alle haben zum gesamten Wissen im Universum Zugang; dieses Wissen hat die Form von Energie. Das bedeutet, wir können auf die für die Heilung nötige Energie zugreifen. Das tun wir durch unsere Intuition und unsere Intentionen. Die „Bibliothek" dieses universalen Wissens wird gewöhnlich als „das Feld" bezeichnet. In Kapitel 3 erläutere ich, wie jede(r) von uns zu diesem Feld Zugang hat, während die Meditationen und Visualisierungen zur Selbstheilung, die Sie in Teil III dieses Buches finden, Ihnen helfen werden, dieses universale Informationsfeld anzuzapfen.

Meine Gabe enthüllte sich mir auf verschiedene Art und Weise in meiner Kindheit. Soweit ich mich erinnere, konnte ich schon immer die Aura sehen, das subtile Licht, das alle Lebewesen umgibt. Da ich nichts anderes kannte, hielt ich das für normal. Erst als Teenager merkte ich, dass diese Fähigkeit ungewöhnlich ist. Außerdem ereigneten sich in meiner Gegenwart telekinetische Phänomene, die man nicht als normal abtun konnte. Als immer wieder Objekte, nach denen ich gegriffen hatte, davonschossen und mir in der Schule der Stift aus der Hand flog und gegen die Wandtafel knallte, wurde ich sehr neugierig. (Und es war fast unmöglich, meinen Lehrer davon zu überzeugen, dass ich nicht mit Sachen um mich schmiss.)

Dann hatte meine Mutter eines Tages unerträgliche Schmerzen von einer Trigeminus-Neuralgie, einer Begleiterscheinung ihrer Multiplen Sklerose. Ich sagte, sie solle die Augen schließen, und legte die Hand auf ihren Kopf. Ich dachte an nichts Besonderes dabei; ich wollte einfach nur, dass meine Mutter keine Schmerzen mehr haben sollte. Ich sah einen pulsierenden, leuchtend grünen Klumpen in ihrem Kopf. Ich packte ihn und zog ihn zu mir hinein. „Da hast du aber schlimme Schmerzen gehabt", sagte ich laut. Meine Mutter war sofort schmerzfrei, aber ihre stechenden Kopfschmerzen hatte ich übernommen. Das war das letzte Mal, dass sie diese Trigeminus-Schmerzen hatte. Am nächsten Morgen fühlte ich mich wieder gut, aber meine Eltern waren sehr besorgt. Was war passiert? War jetzt meine Gesundheit gefährdet? Auch ich war verblüfft. Glücklicherweise lernte ich durch Übung und Ratschläge von außen bald, den Gesundheitszustand eines anderen Menschen zu beeinflussen, ohne dessen Symptome zu übernehmen.

Damit begann meine äußerst aufregende Entwicklungsreise auf dem Weg des Heilens. Ich wusste nicht, wie Heilen funktioniert, aber ich wusste, dass in unserem Universum wesentlich mehr los ist, als wir mit unseren fünf physischen Sinnen wahrnehmen können. Dann hörte ich, dass der Apollo-14-Astronaut Edgar Mitchell seinen Besuch angekündigt hatte, um bei einer Konferenz des „Institute of Noetic Sciences" zu sprechen, dessen Gründer er ist. Dr. Mitchell hatte auf dem Rückflug zur Erde ein tiefes Gefühl universaler Verbundenheit erlebt. Diese Erfahrung verwandelte ihn völlig, und er beschloss, sein Leben der Suche nach wissenschaftlichen Erklärungen für ungewöhnliche oder unverstandene Phänomene zu widmen. Zu jener Zeit war mir klar, dass ich gesundheitsrelevante Informationen über einen Menschen sehen und sie beeinflussen konnte, aber ich hatte keine wissenschaftlichen Begriffe oder eine Erklärung für das, auf was ich da zugriff. Durch den Besuch der IONS-Konferenz und ein anschließendes Gespräch mit Dr. Mitchell erfuhr ich, dass die Information, die ich sah, wissenschaftlich als Hologramm des Energiefeldes des betreffenden Menschen beschrieben wurde. Darüber hinaus skizzierten einige Quantenphysiker das Modell eines holographischen Universums, in dem jeder Teil dieses Universums, einschließlich uns allen, alle Information des Universums enthält. Diese Vorstellung stimmte damit überein, wie ich meine Heilungsarbeit erlebe. Mein Zusammentreffen mit Dr. Mitchell war kein Zufall, und er ist seither mein wissenschaftlicher Mentor.

Kurz danach begann ich „Dreamhealer" zu schreiben, einen Erfahrungsbericht über das Fernheilen. Obwohl darin die akademische Theorie der Quantenphysik erläutert wird (in einfachen Worten), so liegt der Schwerpunkt des Buches doch auf der Selbsterfahrung und dem Verstehen der eigenen Wahrnehmung beim Versuch, einen höheren Bewusstseinszustand zu erreichen.

Nachdem „Dreamhealer" erschienen war, wurde mir klar, dass meine Leser mehr Information brauchten, wie sie ihre eigene Gesundheit positiv beeinflussen konnten. Also schrieb ich „Selbstheilung durch Visualisierung", in dem ich detailliert Visualisierungen und andere Techniken erläutere, die dem Leser die Selbsthilfe praktisch ermöglichen. Meine Anweisungen zeigen Schritt für Schritt, wie man das Immunsystem aktiviert und Körper, Geist und Seele in ihr natürliches Gleichgewicht und Wohlbefinden zurückführt.

Wenn ich jemanden anschaue, sehe ich den Körper dieses Menschen eingehüllt in farbige, fließende Energie. Das ist der äußere Niederschlag des energetischen Systems, der Aura, die alles Lebendige umgibt. Als ich einmal Basketball spielte, fiel mir auf, dass Intentionen die Aura eines Menschen verändern: Wenn ein Spieler die Idee hatte, den Ball abzuspielen, zeigte diese Absicht als kleine Spitze auf seiner Aura in die Richtung, in die er passen wollte. Das ermöglichte es mir, das Spiel meines Gegenspielers besser zu antizipieren und Bälle abzufangen. Und dadurch erkannte ich die ganze Kraft von Intentionen.

Manche Heilungstraditionen konzentrieren sich auf die Aura. In gesunden Körperbereichen tanzt und bewegt sich die Aura in einem bestimmten Muster und wirkt strukturiert und harmonisch: Es gibt einen gewissen Fluss. In einem beeinträchtigten Bereich ist dieser Fluss gestört. Ein Heiler benutzt seine Hände und seine Seele, um die Energieblockaden, die den Körper negativ beeinträchtigen, zu glätten und zu reparieren. Ich ziehe eine Menge Informationen aus der Aura, weil daraus hervorgeht, wo im Körper Energieblockaden sitzen: Diese stagnierenden Bereiche zeigen den Ort an, wo ein Problem existiert oder sich entwickelt. Aber meine Vision geht viel tiefer als die Aura. Ich habe die Fähigkeit, Energiefelder vieler verschiedener Frequenzen zu sehen, was es mir ermöglicht, von einem Menschen eine Art Ganzkörper-Scan zu machen.

Wie ich bei der IONS-Konferenz lernte, lässt sich auf meine Art, Heilung zu praktizieren, direkt der wissenschaftliche Begriff des Hologramms anwenden. Ein Hologramm ist eine dreidimensionale Projektion, die alle Informationen (Vergangenheit, Gegenwart und Zukunft) eines Menschen, eines Ortes oder einer Sache enthält, einschließlich des optimalen Gesundheitszustandes der Menschen. Diese Projektion erscheint vor mir in

Form eines Bildes. Manche Wissenschaftler spekulieren, da das Universum holographisch ist – das heißt, das Universum ist einfach nur Information –, dass unser Gehirn ebenfalls auf holographische Weise operiert und mit dem universalen Energiefeld interagiert. Unsere gegenseitige Verbundenheit vorausgesetzt, sind wir alle mit dieser Einheit von Informationen verbunden.

Vielleicht sind Ihnen Hologramme bereits ein bisschen vertraut, wenn Sie schon einmal im Kino eine 3D-Brille aufhatten, die ein holographisches Bild auf die Leinwand projiziert. Man sieht die Bilder förmlich im leeren Raum schweben. Bei einem Hologramm enthält jeder Teil des Bildes die gesamte Information des ganzen Bildes. Das ist typisch für laserproduzierte Hologramme, wo jedes Teil des holographischen Trägers das gesamte Bild enthält, auch wenn das Material zu Bruch geht. So auch in einem holographischen Universum: Jedes Partikel des Universums, jede Zelle unseres Körpers, jedes Neuron in unserem Gehirn enthält die gesamte Information des Universums. Es ist verblüffend, sich vorzustellen, welche Reserven uns zur Verfügung stehen. Deshalb ist ganz richtig, was Neurowissenschaftler uns sagen: dass wir nur einen Bruchteil unseres Gehirnpotenzials nutzen.

Wir alle strahlen ein Hologramm ab, das alle Informatio-nen über uns enthält. Jeder ist durch seine einmalige Körperfrequenz – die Frequenz oder Resonanz der Energie oder des Lichts in seinem Körper – an das Informationsfeld angeschlossen. Wie beim Einstellen eines Radios auf einen bestimmten Sender bin ich in der Lage, mich auf die Frequenz eines Menschen innerhalb des Informationsfeldes einzustellen. Zuerst wird alles um mich herum dunkel, dann „sehe" ich ein holographisches Bild des Körpers dieses Menschen. Ich nenne diesen Vorgang „hineingehen", denn ich „sehe" ein röntgenartiges, sehr detailliertes Bild. Auf diesem Bild sehe ich verletzte oder kranke Bereiche. Wenn ich mit der Person verbunden bin, empfange ich auch jede Menge intuitive Information über sie, zum Beispiel, was sie für Ansichten und Einstellungen hat. Das hilft mir dabei, die Energieblockaden zu sehen und dann durch meine Intention – das heißt meine Intention, zu heilen – Energie so zu manipulieren, dass diese Blockaden aufgelöst werden, die Energie wieder harmonisch fließen und somit der Körper sich verändern kann. Es ist wichtig zu wissen, dass wir alle miteinander verbunden sind, weil wir alle Energie sind. Betrachtet man die kleinsten Erscheinungsformen der Materie, so findet man keine feste Materie. Man könnte unsere gegenseitige Verbundenheit als einen Ozean von Energie betrachten. Wie jedes Atom in einem Ozean aus Wasser, steht jedes bisschen Energie in gegenseitiger Verbindung. Wenn man einen Stein in den Ozean wirft, dann beeinflusst dieser Stein und sein Einschlag jedes Atom in diesem Ozean, denn ein Molekül steht mit allen anderen in Verbindung und beeinflusst sie.

Ich habe auch die Fähigkeit, einzelne Bereiche heranzuzoomen oder auf verschiedene Ebenen zuzugreifen, auf denen ich arbeiten will. Wenn ich zum Beispiel die Bauchspeicheldrüse anschauen möchte, kann ich direkt in die Ebene gehen, wo ich den Fluss aller Flüssigkeiten in dieser Drüse sehen kann. Mit meiner Heilungs-Intention kann ich beliebig viele verschiedene Informations-Untergruppen, die in dem Hologramm enthalten sind, „sehen" und mich auf sie einstimmen. Durch meine Intention, Einfluss auszuüben, kann ich kontrollieren, welche Informationen ich zu einem bestimmten gesundheitlichen Thema erhalte. Das ist vergleichbar dem Anwählen eines Fernsehprogramms mit Hilfe der Fernbedienung. Mein Denken fungiert als Fernbedienung, das verschiedene Frequenzen einstellen kann und damit verschiedene holographische Ansichten bekommt.

Ich kann auf die elektrischen Impulse zwischen den Neuronen des Gehirns fokussieren oder spezielle Systeme des Körpers sehen, wie etwa Nerven, Skelett oder Organe. Die verschiedenen holographischen Ansichten des Körpers sind wie die verschiedenen Blaupausen, die es für den Bau eines Gebäudes gibt. Für ein und dasselbe Bauwerk gibt es einen Grundriss, einen Plan für die Elektrik, einen für die Sanitärinstallation. Welche Ansicht des Körpers am nützlichsten ist, hängt einfach davon ab, auf welchen Teil des Körpers oder welche Beschwerden ich mich konzentrieren will.

Durch meine Intention kann ich eine Resonanz herstellen, eine gemeinsame Energiefrequenz zwischen mir und einer heilenden Information, die ich zwecks Interaktion mit dem Hologramm eines Menschen aussende. Weil unser Körper durch den Austausch von Information ständig mit der Umwelt interagiert, spiegelt die Person, mit der ich interagiere, Schritt für Schritt diese heilenden Veränderungen wider.

Ein wichtiger Begriff, der mit meiner Fernheilungs-Arbeit zusammenhängt, ist „Nicht-Lokalität", auch „Quanten-Fernwirkung" genannt. Ein Quanten-Objekt beeinflusst unmittelbar ein mit ihm korrelierendes Objekt, ganz gleich, wie weit beide voneinander entfernt sind. Das ist die Erklärung, warum Energie die Energie irgendwo anders beeinflussen kann und warum deshalb geographische Nähe oder Entfernung keine Rolle spielt.

Photonen, die kleinsten physischen Einheiten des Lichts, sind imstande, Informationen universal zu übermitteln. Biophotonen sind diejenigen Photonen, die von allen lebenden Zellen oder Organismen abgestrahlt werden. Diese elektromagnetischen Frequenzen (die in Teil 1 ausführlich behandelt werden) sind alle Energie oder verschieden geartete Beschreibungen von Energie.

In der Quantenwelt, die ja die Welt in den Kategorien kleinster erkennbarer Einheiten definiert, verändert die Tatsache, dass wir ein Quanten-Objekt einfach beobachten oder mit ihm interagieren, sein Verhalten. Physiker gestehen gerne ein, dass sie viele dieser Aspekte der Quantenwelt nicht verstehen, aber ihre mathematischen Formeln bestätigen die Quantentheorie. Es macht die Physiker aber immer noch ratlos, warum der Quanten-Zwilling eines Quanten-Objekts sich gleichzeitig verändert, ganz gleich, wie weit das Quanten-Objekt und sein Zwilling voneinander entfernt sind. Manche bezeichnen diese Verbindung als „Verstrickung".

Weil alles mit allem anderen verbunden ist, können unsere Gedanken und Intentionen auf nicht-lokale Weise Ereignisse beeinflussen. Diese Quanten-Eigenschaft der Nicht-Lokalität hilft mir, zu verstehen, wie ich aus der Distanz die Gesundung eines Menschen unterstützen kann: Ich bin in der Lage, mich auf die Frequenz eines Menschen einzustimmen und sein oder ihr Hologramm einfach dadurch zu sehen, dass ich ein Porträtfoto dieses Menschen betrachte.

Wenn ich meine Fernheilungen mache, wird die Informationsübertragung im Feld durch Raum und Zeit nicht beeinträchtigt. Ich weiß das, weil die Informationen, die ich von einem 8000 Kilometer entfernten Menschen bekomme, so klar sind, als säße dieser Mensch im Zimmer nebenan. Ich habe zum Beispiel zum Zweck einer Behandlung mit jemandem in China Verbindung aufgenommen, und die Entfernung hat die Wirkung der Behandlung nicht verringert. In einem anderen Fall zeigte mir mein Onkel das Foto eines Mannes und fragte mich, was ich sähe. Ich hatte so etwas noch nie gesehen. Das holographische Bild des Skeletts war überdehnt und langgezogen. Ich sagte meinem Onkel, was ich sah, und fragte, woran der Mann leide. Mein Onkel antwortete, es sei das Foto eines Kosmonauten, der sich an Bord der internationalen Raumstation ISS in 160 Kilometer Höhe in einer Umlaufbahn um die Erde befand. Die Schwerkraft ist dort schwächer – kein Wunder, dass mir sein Hologramm etwas seltsam vorkam.

Wie beziehen wir all die Informationen im Feld auf unsere aktuelle Realität? Diese Frage spreche in Teil 2 an, indem ich die eher persönlichen und metaphysischen Aspekte dieser Einheit und gegenseitigen Verbundenheit in Bezug auf unsere Gesundheit erläutere. Welche Rolle spielen unsere Überzeugungen und Emotionen? Wie manifestiert sich universale Energie im Bewusstsein, bei der Reinkarnation, im Karma und in früheren Leben? Diese metaphysischen Begriffe helfen uns, unsere Fähigkeiten zur Selbstheilung klarer zu sehen. Kapitel 6 enthält Übungen, die dabei helfen, diese angeborenen Heilungskräfte, die wir alle besitzen, effektiver zu erschließen.

Als Energie-Heiler arbeite ich mit den Eigenschaften der Energie. Und Sie, als Ihr eigener Heiler, können lernen, ebenfalls mit diesen Eigenschaften zu arbeiten. Zusätzlich zu meinen wissenschaftlichen Mentoren hatte ich auch das Vergnügen, mit Vertretern alternativer Heilweisen zu arbeiten, unter anderem mit Qi-Gong-Meistern, Reiki-Meistern und Schamanen aus vielen Stammeskulturen. Ich habe auch mit Menschen gearbeitet, die ihre heilenden Fähigkeiten selbst entdeckt hatten. In diesen Disziplinen haben diese Heiler verschiedene Wege entdeckt, zu ein und derselben Fähigkeit Zugang zu finden. Ich habe gelernt, dass ein jeder von uns dieses heilende Potenzial von Natur aus besitzt. Die meisten brauchen nur ein paar simple Anweisungen, wie man sie sich möglichst bewusst macht und zielgerichtet lenken kann.

Immer wieder wird in diesem Buch betont, welch starken Einfluss Überzeugungen und Erwartungen auf unsere Gesundheit haben. Ich habe bei meiner Arbeit schon Menschen mit vielfältigen Überzeugungen erlebt. Ich finde, dass jede(r) ein Recht auf seine oder ihre Überzeugungen hat, und ich bin dazu da, nach Möglichkeit auf verschiedene Bedürfnisse einzugehen. Allerdings ist es meiner Erfahrung nach ein Riesenunterschied, ob der Empfänger einer Energiebehandlung versteht, was passiert, und an seiner oder ihrer Heilung mitarbeitet. Mein Ziel bei einer Heilung ist es, den Menschen beizubringen, wie sie selbst, durch ihre Eigeninitiative, ihre Gesundheit fördern können.

Die meisten Menschen mit paranormalen Fähigkeiten hätten gerne eine wissenschaftliche Methode, um zu beweisen, was sie erleben. Meine Eltern waren genauso. Sie wollten sich unbedingt mit Experten beraten und ein paar Fragen beantwortet haben. Sie dachten, es wäre gut, als Erstes ein paar in der Forschung tätige Fachwissenschaftler einer renommierten Universität zu kontaktieren. Damit begann für unsere Familie ein Erfahrungsprozess, in dem wir die Widerstände kennen lernten, denen man in der akademischen Welt begegnet. Die Professoren, mit denen wir sprachen, waren Skeptiker. Wir hatten gehofft, aufgeschlossene Gesprächspartner zu finden, die bereit waren, sich unsere Fragen hinsichtlich des Paranormalen verständnisvoll anzuhören, statt diese Phänomene widerlegen zu wollen.

Aufgeschlossene Skepsis ist gesund. Die sich allerdings stolz „Skeptiker" nennen, erzeugen und verstärken vielleicht Paradigmen, die sie daran hindern, offen zu sein für das Verständnis von Ereignissen, die jenseits unserer fünf Sinne liegen.

Seit ich meine heilenden Fähigkeiten entdeckt habe, werde ich mit Hilferufen überschwemmt. Als ich überlegte, wie ich auf eine solch große Nachfrage reagieren sollte, erkannte ich, dass es möglich ist, in einer Gruppe Gleichgesinnter die Auren zusammenzuschließen und Veränderungen zu bewirken. Aus meinen Beobachtungen, wie Intentionen die Aura beeinflussen, entstand die Idee, Energiebehandlungen in Gruppen zu machen, damit mehr Menschen profitieren könnten. Dadurch ergaben sich wunderbare neue Möglichkeiten. Ich begann Workshops zu machen, in denen die Teilnehmer lernten, durch ihre Intentionen ihre Gesundheit zu beeinflussen.

In der grundlegendsten Form der Energie ist alles miteinander verbunden. Wir sind alle tatsächlich eins. In Gruppenheilungen agiere ich als Dirigent einer Symphonie miteinander verschmelzender Frequenzen. Die Teilnehmer haben die Möglichkeit zu erleben, wie sich eine Energiebehandlung anfühlt, und können lernen, wie sie bei sich selbst Energiebehandlungen durchführen können. Mit Hilfe ein paar einfacher Werkzeuge können alle Gruppenmitglieder lernen, die Bewegung subtiler Energie im und um den Körper herum zu spüren und sogar zu sehen, und sie fühlen sich wohl, wenn sie dieses Wissen mit sich nehmen und ihren Selbstheilungsprozess fortsetzen.

Ich erkannte auch, dass sich bleibende Veränderungen einstellen, wenn die Betroffenen an ihrer Heilung mitarbeiten. Wenn man sie in die Lage versetzt, ihre Heilung selbst zu bewirken, wenn sie erkennen, dass sie die Werkzeuge haben, ihre Gesundheit physisch, emotional und spirituell positiv zu beeinflussen, bekommen sie unglaubliche Kraft.

Wenn ich eine Gruppenbehandlung anleite, bin ich in einem trance-ähnlichen Bewusstseinszustand, in dem ich mir der physischen Umgebung nicht voll bewusst bin. Wenn ich ins gewöhnliche Bewusstsein zurückkehre, ist es etwa so, als käme ich aus einer Höhle ins blendende Tageslicht. Meine Pupillen sind vollständig erweitert, daher brauchen meine Augen Zeit, sich an das Licht zu gewöhnen, sogar in einem dunklen Zimmer. Energie auf etwas zu richten kostet Energie. Nach einer Gruppenbehandlung habe ich das Gefühl, dass der Muskel meines Geistes gründlich trainiert worden ist. Dann bringe ich mich ins Gleichgewicht, indem ich auch körperlich trainiere.

Viele Leute, die durch die Lektüre meines Buches oder den Besuch meiner Workshops mit mir in Kontakt getreten sind, haben mir geschrieben, dass sie mich im Traum visualisiert hätten. Wenn man jemandem Auge in Auge gegenübersteht, aber auch, wenn man nur entfernten Kontakt hat, formt sich eine Verbindung. Dieses Band wird noch viel fester, wenn unsere Gedanken und Intentionen übereinstimmen. Wir spüren diese Verbindung in einer Gruppenbehandlung durch unser gegenseitiges Erleben und unser Miteinander. Die Barrieren des Individualismus, die wir errichtet haben, sind bloße Fassaden.

Im Zuge unserer fortschreitenden Evolution wird eine globale Bewusstseinsveränderung diese Barrieren abbauen.

Viele Aspekte des Energieheilens und anderer alternativer Disziplinen galten bisher als mysteriös, umgeben von einem Schleier ritueller Geheimnistuerei. Ich hoffe, dass dieses Buch mit seiner Darstellung des Energie-Begriffs helfen wird, den Heilungsprozess zu entmystifizieren. Die Visualisierungsübungen werden Ihnen beim Erlernen der Selbstheilungsstrategien helfen. Die Visualisierungen können individuell auf Ihr spezielles Gesundheitsproblem zugeschnitten werden. Jeder von uns hat andere Stärken und Sensibilitäten. Bei jedem dominiert eine andere Sinneswahrnehmung. Der eine ist ein visueller Typ, der nächste ein auditiver, wieder ein anderer fühlt alles sehr eindringlich. Wir müssen uns über unsere individuellen Stärken im Klaren sein und sie zu unserem Vorteil nutzen. Sie können die Visualisierungen auf Ihre speziellen Stärken und Vorlieben zuschneiden, indem Sie zum Beispiel eher visuelle oder eher auditive Aspekte betonen.

Gehen Sie einfach davon aus, dass Sie die Fähigkeit zur Selbstheilung besitzen. Die Energiequelle, die bei einer Energiebehandlung genutzt wird, ist die grenzenlose Energie des Universums. Sie wird von unserer grenzenlosen Imagination angezogen und von positiven, heilenden Intentionen gesteuert. Unsere Gedanken und Intentionen sind energetische Phänomene und haben keine Grenzen. Wenn Sie eine Vorstellung haben, was die Wissenschaft über den Ursprung des Universums sagt, und ihr Erleben sowohl materiell (verfestigte Energie) als auch nicht-materiell (Energie mit Wellencharakter) begreifen, sind Sie vielleicht bereit, sich für die Kraft von Energie und Intention zu öffnen. Ich bitte Sie eindringlich: Erforschen Sie diese Fähigkeit zur Selbstheilung, die wir alle besitzen.

WIE ALLES BEGANN

KAPITEL I

Die Vision

Die einzigen Grenzen für Sie sind die,
die Sie in Gedanken selbst ziehen.

ADAM

Vor einigen Jahren hatte ich meine erste Vision. Es war ein ungewöhnlich lebhafter Traum, in dem ich wie ein Adler hoch über dem Ozean schwebte. Dann sah ich mich sehr schnell durch einen Wald rennen. Plötzlich kam alle Bewegung zum Stillstand. Ich sah einen großen schwarzen Vogel auf einem Erdhügel sitzen und hatte ein starkes Gefühl, ich müsste nach Nootka aufbrechen. Ich hatte noch nie etwas von Nootka gehört und also keine Ahnung, wo das war.

Ich erzählte meinen Eltern von dieser Vision und diesem starken Gefühl, wir müssten nach Nootka. Wir gingen in die Bibliothek, um ein paar Informationen zu sammeln. Wir fanden heraus, dass es sich beim Nootka-Sund, auch „Friendly Cove" genannt, um ein abgelegenes Gebiet in Britisch-Columbia westlich von Vancouver Island handelt und dass Captain Cook bei seiner zweiten Forschungsreise entlang der Nordwestküste dort zum ersten Mal vor Anker gegangen war. Das fand ich besonders interessant, denn ich bin mütterlicherseits mit Captain Cook verwandt. Durch meinen Papa bin ich teilweise ein Penobscot, das ist ein kleiner Ureinwohner-Stamm von der amerikanischen Ostküste. Der Nootka-Sund ist der historische Treffpunkt meiner beiden familiären Wurzeln: Europäer und amerikanische Ureinwohner. Die Bilder der Nootka-Region, die wir in der Bibliothek fanden, kamen mir bekannt vor. Ich erkannte die Landschaft wieder, und bei einem Bild deutete ich mit dem Finger und rief: „Da müssen wir hin." Mein Papa fragte: „Und was tun wir, wenn wir dort sind?" Ich antwortete, ich müsste den großen schwarzen Vogel finden, den ich in meiner Vision gesehen hatte. Da es bald Sommer war, beschlossen wir, dorthin in die Ferien zu fahren. Es stellte sich heraus, dass der Nootka-Sund nur per Wasserflugzeug oder Schiff erreichbar war. Dann stellte sich heraus, dass ein umgebautes Minenräumboot den Leuchtturm der Insel zweimal pro Woche mit Vorräten belieferte und auch Tagesausflügler absetzte und wieder aufnahm.

Meine Großeltern und mein Onkel hörten von unseren Reiseplänen und beschlossen mitzukommen. Obwohl alle außer meiner jüngeren Schwester schon von den vielen ungewöhnlichen Vorfällen in meiner Gegenwart, zum Beispiel herumfliegenden Stiften, gehört hatten, hatte ich nur Mutter und Vater die Details meiner Vision erzählt. Aber meine Großeltern und mein Onkel wussten, dass ich irgendwie eine Vision gehabt hatte und nach Nootka musste, um dieser Vision zu folgen. Also setzten wir uns alle mit unseren Terminkalendern zusammen und suchten ein Reisedatum. Der erste Termin, der uns allen passte, war zufällig mein sechzehnter Geburtstag. Ohne zu überlegen sagte ich zu meiner Mama: „Das ist gut, denn morgens wird es zuerst zwar richtig bewölkt sein, aber wenn wir ankommen, wird es sonnig." Meine Mutter sagte nichts zu meiner Wettervorhersage, aber sie behielt sie im Kopf, denn aufgrund des wechselhaften Wetters an der Westküste ist es ziemlich schwer, eine genaue Vorhersage für den nächsten Tag zu treffen, von sechs Wochen ganz zu schweigen.

Während wir die Reise vorbereiteten, bemerkte ich, dass zwei Krähen mir dauernd auf den Fersen waren. Sie weckten mich jeden Morgen und gehörten mehr oder weniger zum Inventar unseres Hofes. Sie folgten mir zum Tennisplatz und saßen auf dem Zaun. Aber ich verlor keine Zeit damit, über ihre Gegenwart nachzudenken. Dann, einige Tage vor unserer Reise, waren sie nicht mehr zu sehen.

Unsere Reise begann mit einer zweistündigen Fahrt nach Vancouver Island mit der Fähre und dann einer vierstündigen Fahrt nach Gold River, einer Stadt im Landesinneren. Als wir im Motel ankamen, begrüßten uns krächzend zwei Krähen, die auf einem Telegrafendraht am Eingang saßen.

Das Minenräumboot, das uns zum Nootka-Sund bringen sollte, ging erst am nächsten Morgen, also beschlossen wir, ein paar Höhlen in der Nähe zu besichtigen, die den Eingeborenenstämmen der Region schon seit Jahrhunderten bekannt waren. Als wir uns die Höhlen angeschaut hatten und auf der langen, kurvenreichen Erdpiste zur Stadt zurückfuhren, zeigte uns eine der Krähen den Weg. Sie flog fast den ganzen Rückweg ein paar Meter vor der Windschutzscheibe her und führte uns durch jede Kurve und Biegung der Straße. Wir waren alle sprachlos.

Am späten Nachmittag hielten wir am Fluss in der Nähe einer Sandbank, um ein bisschen zu schwimmen, denn es war ein heißer, wolkenloser Tag. Meine Mutter erinnerte mich an die Wettervorhersage, die ich vor ein paar Wochen in Bezug auf den morgigen Tag gemacht hatte. Sie hielt es für unwahrscheinlich, dass es, wie ich es in meiner Vision gesehen hatte, bewölkt sein würde.

Am nächsten Morgen waren wir früh wach. Eine dichte Wolkendecke hing über unseren Köpfen, und mitten im Juli hatte man das Gefühl, es sei November. Wir packten uns warm ein und gingen Richtung Minenräumboot los.

Mit etwa fünfzig anderen Campern, Touristen und Abenteurern gingen wir an Bord. Die Bordküche machte ein glänzendes Geschäft, indem sie die vor Kälte zitternden Reisenden an Deck mit dampfendem Kakao und Suppe versorgte. Ich sagte meiner Mutter, sie solle sich wegen des Wetters keine Sorgen machen. Bei unserer Ankunft werde es warm und sonnig sein, so wie in meiner Vision. Sie schaute zu den dicken schwarzen Wolken hoch und sagte: „Wie dem auch sei. Solange es nicht regnet, ist es in Ordnung."

Während wir über das Meer Richtung Nootka-Sund fuhren, bot sich uns ein überwältigendes Naturschauspiel. Ungefähr auf halbem Wege schwamm ein einzelner Orca auf das Schiff zu. Der Wal schwamm lange neben dem Boot her, wobei er immer wieder auftauchte und mit dem Schwanz hin und her schlug. Wir erfuhren, dass dieses Orca-Männchen ein Jahr zuvor von seinem Schwarm getrennt und von einigen Ortsansässigen „Luna" getauft worden war. Die Ortsansässigen indianischer Abstammung nannten ihn „Tsuux-it". Die meisten Reisenden machten eifrig Fotos von dem Orca. Ich wünschte ihm, dass er eines Tages wieder mit seinem Schwarm vereint sein würde.

Im Westen sahen wir einen Streifen blauen Himmel. Die Wolken sahen wie eine Decke aus, die langsam zurückgeschlagen wird. Gleich darauf erblickten wir den Leuchtturm neben dem Hafen. Genau in diesem Moment brach eine strahlende Sommersonne durch. Schnell verstauten wir Jacken und Pullover in unseren Rucksäcken und machten uns fertig, um an Land zu gehen. Im Wald hinter dem Hafen sah ich etwas, was wie der Strahl eines Suchscheinwerfers aussah, und ich war ganz wild darauf, mich in das bevorstehende Abenteuer zu stürzen. Vom Kapitän kam eine Durchsage, dass das Schiff in drei Stunden wieder ab- und zum Festland zurückfahren würde, mit oder ohne uns.

Noch bevor das Schiff fest vertäut war, sprang ich an Land und rannte in Richtung des Lichtstrahls. Mein Vater rannte mir nach. Ein Fußweg parallel zum Wasser führte uns durch ein altes indianisches Gräberfeld. Ehrfürchtig dachte ich daran, dass genau hier, wo Kapitän Cook gelandet war, vor mehreren hundert Jahren zwei so verschiedene Kulturen aufeinander getroffen waren, aber jetzt musste ich mich auf meine Vision konzentrieren. Als wir ein Stück gegangen waren, sagte ich zu meinem Vater, wir müssten den Fußpfad jetzt verlassen. Das bedeutete, sich durch Farne und einen Streifen Unterholz dieses typischen, dichten Westküstenwaldes durchzuschlagen.

Nachdem wir etwa hundert Meter in den Wald vorgedrungen waren, hielten wir an und suchten das Gelände ab. Mein Vater sagte: „Hier ist nichts." Ich antwortete: „Ich weiß, dass es hier ist, weil ich es spüre."

Dann sahen wir etwa fünfzig Meter vor uns den Vogel (siehe Abbildung 1). Er war über einen Meter groß, schwarz, mit durchdringenden schwarzen Augen, genau wie in meiner Vision. Wir gingen auf ihn zu, bis wir etwa zwanzig Meter entfernt waren. Während ich ihm fest in die Augen schaute, lieferte er mir in Form von Bildern komplexe wissenschaftliche Informationen. Die Menge an Informationen und ihre Übertragungsgeschwindigkeit waren ungefähr so, als würde man mehrere Stunden Videoaufnahmen in ein paar Sekunden anschauen. Ich sagte zu meinem Vater, das menschliche Gehirn sei nicht dafür geschaffen, so viele Informationen aufzunehmen. Dann verwandelte sich der Vogel von dem Boten, der er war, zurück in einen gewöhnlichen Vogel. Ich erkannte das daran, dass ich telepathische Bilder in der Art „ein Tag im Leben eines Vogels" empfing, zum Beispiel, was er zum Frühstück fraß.

Als mein Vater sich überzeugt hatte, dass ich mit diesem Ehrfurcht gebietenden Ereignis gut klarkam, ging er meine Mutter suchen, die in der Nähe am Ufer spazieren ging. Mein Vater führte sie zu mir und deutete, ohne etwas zu sagen, auf den Vogel. Meine Mutter sagte, das sei aber ein merkwürdiger Platz für einen Totempfahl.

Als meine Mutter sich dem Vogel näherte, sah sie, wie er blinzelte, und blieb stehen. Sie zitterte, und ihre Nackenhaare sträubten sich, als sie erkannte, dass der Vogel lebte. Ich wusste, dass der Vogel uns nichts tun wollte, weil er uns sonst schon attackiert hätte. Mir war klar, dass er aus einem anderen Grund da war.

Nach ein paar Minuten ging meine Mutter und kam kurz danach mit meinen Großeltern und meinem Onkel zurück. Was sie sahen, machte alle sprachlos. Wir machten ein paar Fotos. Der Vogel blieb die ganze Zeit an seinem Platz und sträubte nur sein Gefieder, wenn ihm jemand etwas zu nahe kam. Es war so ein schöner Anblick, dass wir alle ganz andächtig wurden. Dann mussten wir zurück zum Schiff, denn die drei Stunden waren fast vorbei.

Auf der Rückfahrt nach Gold River konnten wir über das, was wir gesehen hatten, kaum sprechen, so unglaublich und unbeschreiblich kam es uns vor. Wir waren wie vom Donner gerührt. Was für ein sechzehnter Geburtstag für mich!

Am nächsten Morgen plauderte mein Vater mit dem indianischen Ältesten des Ortes und fragte ihn, was für einen Vogel wir da gesehen hatten. Der Älteste sagte, er wisse nichts von irgendwelchen großen schwarzen Vögeln in dieser Gegend. Er habe schon große Raben gesehen, aber nicht so groß wie der, den wir beschrieben hatten.

Auf der Rückfahrt von Gold River zur Fähre nach Hause hielten wir bei einem indianischen Souvenirladen an. Direkt am Eingang stand ein ziemlich großer Totempfahl. Die Schnitzerei ganz oben stellte einen großen schwarzen Vogel dar. Ich erkundigte mich bei der Verkäuferin nach diesem Vogel und seinem Lebensraum. Sie sagte mir, es handle sich um den magischen Donnervogel.

Die Anwesenheit dieses großen schwarzen Vogels an genau der Stelle, die ich in meiner Vision gesehen hatte, hatte riesige Bedeutung für mich. Sie bestätigte mir, dass die außergewöhnlichen Ereignisse, die mir jahrelang widerfahren waren, real gewesen waren; ich selbst war mir unsicher gewesen, aber als meine Vision sich physisch manifestierte, waren all meine Zweifel verflogen. Ich wusste, dass ich mir auf meinem weiteren Weg vertrauen konnte, und meine Familie konnte mich guten Gewissens unterstützen. Nach der Vision hatte ich keine Zweifel mehr; dies verstärkte meine heilenden Fähigkeiten enorm und öffnete mich für die intuitive Übertragung von viel mehr Informationen aus dem Feld. Es gab mir das Selbstvertrauen, das ich damals brauchte.

Ich habe von dem Vogel so viel komplexe Informationen in mein Bewusstsein heruntergeladen, dass ich auch jetzt, nach mehreren Jahren, noch immer nicht alles habe entschlüsseln können. Und es war auch keine endliche Menge an Information, die ich erhalten habe. Die Begegnung mit dem Vogel hat in mir eher eine Tür geöffnet, durch die eine effizientere Wissensvermittlung aus dem Informationsfeld möglich ist. Seither werde ich mit riesigen Informationsmengen förmlich bombardiert. Diese Informationen zeigen sich mir in verschiedener Form. Manchmal sind es Worte, manchmal Bilder, manchmal Gedanken, manchmal höre ich eine Stimme. Es hängt vom jeweiligen Informationstyp ab.

Ob das, was ich an jenem Tag im Wald sah, ein Rabe, ein Adler oder ein magischer Donnervogel war, ist unerheblich. Wichtig ist, dass da in seiner ganzen Majestät dieser Vogel war, so wie ich es vorausgesehen hatte. Ich begann, an mich zu glauben. Das war der Beginn meiner spirituellen Reise, einer Reise, die mich dazu geführt hat, dieses Buch zu schreiben.

Hat der Vogel irgendwelche Geräusche gemacht?
Er machte schnalzende Geräusche, ähnlich wie der Velociraptor im Film *Jurassic Park*.

Wie weit wart ihr von dem Vogel weg?
Wir gingen bis auf knapp zwanzig Meter auf ihn zu. Dann zeigte er Zeichen von Erregung: Er machte schnalzende

Geräusche und spreizte ein wenig die Flügel. Darauf wichen wir zurück, weil wir ihn nicht reizen wollten.

Hat er sich bewegt?
Während wir da waren, blieb der Vogel die ganze Zeit an seinem Platz. Das war mindestens eine Stunde, aber irgendwann mussten wir gehen, weil das Schiff abfuhr.

KAPITEL 2

Der Ursprung des Universums

Wir alle entspringen einer gemeinsamen Energie, und das erklärt unsere gegenseitige Verbundenheit.

ADAM

Nach meiner Vision hatte ich das Selbstvertrauen, den Informationen zu vertrauen, die ich intuitiv erhalten hatte. Viel von diesen Informationen hatte mit der wissenschaftlichen Seite meiner ungewöhnlichen Erlebnisse zu tun. Eines Tages fühlte ich mich dazu gedrängt, etwas von diesen Informationen aufzuschreiben, die mir ununterbrochen durch den Kopf schossen und mich von allem anderen ablenkten. Ich ging in mein Zimmer und hatte binnen einer Stunde fünfzehn Seiten wissenschaftlicher Information niedergeschrieben, die aus mir quasi einfach herausströmte. Diese Information ist die Basis für dieses Kapitel.

Der Mensch versucht schon lange, den Ursprung des Universums und den Ursprung und die Natur des Bewusstseins zu verstehen. Wie ist das Universum entstanden? Gab es von Anfang an Bewusstsein, oder hat es sich aus etwas anderem entwickelt? Auf den ersten Blick hat der Ursprung des Universums nicht sonderlich viel mit Heilung zu tun, aber in Wirklichkeit gibt es zwischen den beiden Themen einen starken Zusammenhang.

Stellen Sie sich eine Zeit vor dem Urknall vor, jener kosmischen Explosion, die vor etwa zehn bis fünfzehn Milliarden Jahren geschah, in alle Richtungen Materie schleuderte und dadurch das Universum erschuf. Das Einzige, was vor diesem Ereignis existierte, war eine kontinuierlich, scheinbar zufällig fließende und dennoch auf gewisse Weise synchronisierte Energie. Dieser simple Energiezustand war unendlich lange schon im Fluss gewesen. Da keinerlei physische Materie existierte, gab es grenzenlosen leeren Raum.

Leerer Raum ist im Grunde jedoch keineswegs leer. Er ist vielmehr ein Vakuum ohne jede physische Materie, aber voller Quantenenergie-Fluktuation, das heißt spontaner Energiebewegungen. Es gibt wissenschaftliche Theorien, dass die Energie in einer Tasse leeren Raums ausreiche, alle Weltmeere zum Kochen zu bringen. Diese Energie hat die Form von Wellen, das heißt, sie kräuselt und breitet sich in alle Richtungen aus wie Wellen in einem Teich.

Diese Kräuselungen oder Quanten-Energie-Fluktuationen beeinflussen sich gegenseitig. Zufällige Energie-Impulse interagieren, wenn sie aneinander abprallen oder sich überschneiden. Stellen Sie sich vor, Sie beobachten das Wellengekräusel in einem Teich während eines Gewitters. Manchmal vereinigen sich die Wellen und bilden eine größere Welle. Wenn Wellen sich vereinigen, können sie sich verstärken. Auf ähnliche Weise addieren sich an den Schnittpunkten die Energie-Fluktuationen und erhöhen dadurch die Energiekonzentration in einem bestimmten Bereich.

Wenn in einem bestimmten Bereich des Raums eine höhere Energiekonzentration herrscht, steigt die Wahrscheinlichkeit, dass sich aus der Energiefluktuation ein Quantenteilchen manifestiert (siehe Abbildung 2). Die Wahrscheinlichkeit, dass sich Quantenfluktuationen genau so überschneiden, wie es nötig ist, um Materie zu produzieren, ist unendlich klein, aber die Zeit vor dem Urknall war unendlich. Als die Fluktuationen sich auf eine spezielle Weise überschnitten, wurde das erste Quantenteilchen geschaffen und der Urknall trat ein. Da der Urknall augenblicklich eintrat und nicht Ergebnis eines langen Prozesses war, ist es zutreffender zu sagen, wir alle entspringen einem gemeinsamen Energie-Ereignis statt einem Teilchen.

Die Leute fragen oft: Wie kann aus nichts etwas entstehen? Aber diese Frage impliziert, dass Materie etwas ist und Energie nichts. Nichts könnte falscher sein. Wenn Materie in ihre Bestandteile zerlegt wird, ist sie schlichtweg Energie. Wissenschaftler haben mathematisch bewiesen, dass sich aus den Energiefluktuationen im so genannten „leeren Raum" ein Teilchen manifestieren kann. Kürzlich haben Physiker das demonstriert, indem sie allein aus solcher Energie ein Teilchen erzeugt haben: Sie haben gezeigt, dass es möglich ist, aus „nichts" „etwas" zu erzeugen.

Der Mechanismus, der den Urknall auslöste und antrieb und nach wie vor die Evolution des Universums antreibt, ist eigentlich recht simpel. Der Katalysator war die Schwerkraft, die physische Kraft gegenseitiger Anziehung von Teilchen. Mit der Manifestation des ersten Teilchens entstand auch das Phänomen der Gravitationskraft (siehe Abbildung 3). Obwohl die erste Materie vielleicht nur ein winziges subatomares Teilchen war, reichte sein kleines Gravitationsfeld aus, augenblicklich den Urknall auszulösen. Vor diesem Zeitpunkt gab es kein Gravitationsfeld, weil es keine Materie gab und Schwerkraft ohne Materie nicht existiert. Als die Schwerkraft mehr Materie anzog, manifestierten sich weitere Teilchen. Als die Zahl der Teilchen sich erhöhte, erhöhte sich auch die Zugkraft der Gravitation und zog dadurch noch mehr Energie an.

Alle Materie ist einfach auf solche Weise energieorientiert, dass sie eine Krümmung im Raum-Zeit-Kontinuum bildet.

Krümmungen in der Raumzeit erzeugen Anziehung von Teilchen und Zeitverzerrungen. Um ein starkes Gravitationsfeld herum vergeht die Zeit langsamer als um ein schwaches. Wenn es möglich wäre, einem Schwarzen Loch sehr nahe zu kommen, würde die Zeit für diesen Menschen langsamer vergehen als für einen, der weiter weg ist. Ein Schwarzes Loch hat eine so konzentrierte Masse, dass aufgrund der Schwerkraft nichts mehr daraus entkommen kann. Extreme Gravitationskräfte verzerren die Zeit spürbar. Sogar kleine subatomare Teilchen verzerren die Zeit und beeinflussen die Schwerkraft in ähnlicher Weise, natürlich viel subtiler als ein Schwarzes Loch.

Albert Einstein beschrieb die Schwerkraft am Beispiel einer Vertiefung in einer Matratze. Nach der Erzeugung des ersten Quantenteilchens gab es im vorher ebenen Raum-Zeit-Kontinuum eine leichte Vertiefung, so dass es nicht mehr vollkommen eben war. Die Matratzen-Analogie ist sehr nützlich, um den Mechanismus der Schwerkraft zu verstehen. Ein Objekt im Raum, zum Beispiel ein Meteor, hat die Tendenz, auf die Erde zu fallen, so wie ein Objekt auf der Matratze die Tendenz hat, in die Vertiefung zu rollen.

Energie hat die Tendenz, sich in dieser Vertiefung im Raum zu sammeln. Die dort gesammelte Energie neigt dazu, ähnliche Eigenschaften anzunehmen wie die ursprüngliche, die Raumzeit krümmende Energie, wenn sie in ihre Nähe gerät. Dies wiederum macht die kleine Raumzeit-Krümmung größer. Je größer die Krümmung wird, desto schneller sammelt sich mehr Energie. Indem sich immer mehr Energie um dieses Teilchen sammelt, werden in einer Art Domino-Effekt weitere Teilchen erzeugt. Indem weitere Teilchen erzeugt werden, wird die Krümmung oder Vertiefung tiefer und zieht noch mehr Energie an.

Dieser Prozess verläuft in phänomenalem Tempo. Wenn sich die Teilchen anfangs manifestieren, haben sie eine hohe Temperatur. Aus diesem Grund haben sie sehr hohe Geschwindigkeit und schnellen daher blitzartig von ihrem Entstehungspunkt fort. Diese davonschießenden Teilchen initiieren dann wieder denselben Prozess. Es ist leicht einzusehen, wie sich das exponentiell fortsetzt. Neu gebildete Teilchen beginnen, weitere Teilchen abzuschießen. Wenn ein Teilchen fortgeschnellt wird, erzeugt es seine eigene Vertiefung und wiederholt damit den Vorgang.

Wodurch wurde der Vorgang, der mit dem Urknall begann, beendet? Wenn mehr und mehr Teilchen sich manifestieren, verausgabt der leere Raum um diese Teilchen allmählich seine Energie. Diese Energie ist jedoch nicht verschwunden; sie ist einfach in Materie umgewandelt worden. Natürlich ist die Energie des leeren Raumes nie völlig erschöpft; aber sie verausgabt sich bis zu dem Punkt, wo keine Teilchen mehr erzeugt werden können. Deshalb kann ich, wenn ich ein Objekt in einem Vakuum platziere, dadurch keinen neuen Urknall erzeugen.

Das wirft eine interessante Frage auf. Der „leere Raum" im uns bekannten Universum muss anders sein als der „leere Raum" außerhalb unseres Universums. Logisch betrachtet, enthält der leere Raum im Universum weniger Energie, weil ein Teil der Energie in Materie umgewandelt worden ist. Der leere Raum außerhalb des Universums enthält mehr Energie, da dort keine Energie in Materie umgewandelt worden ist. Ich nenne diesen Raum außerhalb des uns bekannten Universums jungfräulichen Raum. Die Grenze zwischen diesen beiden Typen des Raumes verläuft stufenweise, wahrscheinlich mehrere Milliarden Lichtjahre. Natürlich kennt niemand eine Methode, mit der sich beweisen ließe, dass es diese beiden Typen des Raumes gibt, weil es keinen Weg gibt, bis zum Ende des Universums vorzudringen.

Wir wissen zwar immer noch sehr viele Dinge über unser Universum nicht, aber das Wichtigste, was man über den Ursprung des Universums wissen muss, ist: Alles ist miteinander verbunden. Wenn wir in der Lage wären, die Zeit direkt vor dem Urknall anzuhalten, würden wir sehen, dass einen Augenblick lang nur eine allgemeine Energie – eine Singularität – existierte. Das gesamte Universum ist aus dieser Singularität entstanden, und deshalb steht alles im Universum miteinander in Beziehung. Heraus kommt unser Gewebe gegenseitiger Verbundenheit. Der Begriff für dieses Gewebe aus Frequenzen, das die gesamte Information im Universum miteinander verbindet, heißt „das Informationsfeld". Jede Veränderung an irgendeinem Punkt dieses Gewebes beeinflusst das ganze Gewebe oder Universum; jede(r) und alles ist verbunden. Sie sind eins mit dem Universum.

Diese gegenseitige Verbundenheit erklärt Ihre fundamentale Fähigkeit, Ihr Leben und damit auch Ihre Gesundheit zu beeinflussen. Stellen Sie sich dieses Gewebe aus Energie und Information als etwas Beruhigendes vor. Stellen Sie sich vor, die Fäden gegenseitiger Verbundenheit bilden eine Hängematte, in der Sie sich entspannen können. Das Gewebe trägt Sie und schmiegt sich weich und angenehm um Sie.

Warum hat die Natur den Urknall überhaupt erzeugt?

Eines der Grundgesetze des Universums ist, dass alles immer einem Zustand minimaler Energie zustrebt. Der Urknall war ein Versuch, minimale Energie zu erreichen. Die Situation war für den Urknall energetisch günstig, weil die Energie im leeren Raum vor dem Urknall auf eine seltene und komplexe Weise interagierte.

Kann Energie ohne Materie existieren?

Energie kann ohne Materie existieren, so wie vor dem Urknall. Materie ist schlichtweg eine Form von Energie. Das Quantenmodell des Atoms zeigt, dass Materie nichts Greifbares ist: Materie existiert nicht, sondern ist einfach Energie-Vibration. Energie ist nicht an irgendeinem Zeitpunkt wie durch Zauberhand erschienen: Im leeren Raum war sie immer da und wird immer da sein. Diese Energie hält den Raum stabil.

Existierte vor dem Urknall die Zeit?

Ja, die Zeit existierte vor dem Urknall, aber es existierte keine Materie, um die Zeit zu bestimmen. Das Einzige, was existierte, waren die Energiefluktuationen des leeren Raumes. Natürlich bewegt sich Energie nicht auf irgendeine im Hinblick auf die Zeit vorhersagbare Weise. Deshalb ist es schwierig, die Zeit vor dem Urknall zu bestimmen.

KAPITEL 3

Das Informationsfeld

*Das Feld ist ein weites Informationsmeer ohne
Grenzen oder Trennungen.*

ADAM

Ich nehme oft spontan Informationen aus dem Feld auf.
Wenn ich, um zu heilen, in die holographische Information
eines Menschen gehe, dann sehe ich dessen gesundheitliches
Anliegen, nehme aber auch damit zusammenhängende Daten
intuitiv auf. So untersuchte ich zum Beispiel einen Mann mit
starken Rückenschmerzen. Ein paar Tage zuvor war er zur
Untersuchung beim Orthopäden gewesen und überlegte, sich
die Wirbelsäule operativ fixieren zu lassen. Ich sagte ihm, sein
Problem sei laterale Instabilität, und machte zur Veranschauli-
chung eine Zeichnung davon. Er war von den Socken. Nicht
nur sah die Skizze genau gleich aus wie die, die der Arzt vor
ein paar Tagen gezeichnet hatte, sondern der Arzt hatte, um
das Problem zu beschreiben, auch genau die Worte „laterale
Instabilität" benutzt. Ich hatte diese Daten intuitiv aufgenommen. Der Mann beschloss, sich nicht operieren zu lassen, und
ich setzte meine Energiebehandlungen bei ihm fort. Das war
vor einigen Jahren, und seither hat der Rücken diesem Mann
keine Probleme mehr bereitet.

Das Feld, aus dem ich diese Information erschloss, ist die kumulative Sammlung aller Informationen über alles im Universum und seine Verbindung mit allem. Das Feld beinhaltet gleichzeitig alle Orte und alle Zeiten: Es beinhaltet Brücken zu vergangenen, gegenwärtigen und allen möglichen zukünftigen Ereignissen; deshalb enthält es alle möglichen Verläufe. Das Feld liefert eine Blaupause für diesen Informationsaustausch. Denken Sie es sich als grenzenloses Meer, das jede Kluft zwischen Materie, Energie und Zeit überwindet.

Das Feld existierte, aber nur in sehr einfacher Form, vor dem Urknall, als es nur Quantenfluktuationen und noch keine Materie gab. Mit dem Eintreten des Urknalls wurde dieses Informationsfeld, als Materie fortlaufend weitere Materie erzeugte, zunehmend dynamisch und komplex.

Um wieder die Radio-Analogie zu verwenden: Stellen Sie sich ihr Denken als Radiogerät vor, das verschiedene Frequenzen einstellen kann. Sie können verschiedene Sender wählen, und welchen Sie wählen, hängt von Ihren Vorlieben ab – Nachrichten, Wetter, Sport oder Musik. Sie drehen so lange am Knopf, bis Sie den bestmöglichen Empfang haben. Sobald Sie einen speziellen Sender eingestellt haben, können Sie die anderen Sender nicht mehr hören, aber Sie wissen, dass sie existieren. Mit dem Feld ist es ähnlich, da alle Informationen, die Sie brauchen, verfügbar sind; welche Informationen Sie erschließen, hängt von Ihrem jeweiligen Bedarf ab. Die Visualisierungen, die ich in Teil III vorschlage, stellen eine Möglichkeit dar, Informationen aus dem Feld zu erschließen und zu nutzen.

Normalerweise erschließe ich gesundheitsbezogene Informationen, indem ich ein Porträtfoto des jeweiligen Menschen benutze und über die Augen Kontakt aufnehme. Das ist für mich der effektivste Zugang. Die Informationen sind aber überall. Manche Menschen schließen über die Stimme Kontakt, zum Beispiel übers Telefon. Ich mache das manchmal auch, obwohl es für mich keine zuverlässige Verbindung ist.

Meine Mutter wurde einmal von einem Mann angerufen, der sich für meine Heilmethoden interessierte. Während sie am Telefon mit ihm sprach, kam ich ins Zimmer. Sie fragte mich, ob ich den Mann behandeln wolle. Ich fragte nach seinem Namen, und als ich die Antwort bekommen hatte, sagte ich spontan: „Der Ischiasnerv ist beteiligt, deswegen hat er solche Schmerzen im Bein. Krebs sehe ich aber keinen mehr."

Meine Mutter wusste zu diesem Zeitpunkt nicht, worin das gesundheitliche Problem des Mannes bestand, und sie wiederholte einfach das in den Hörer, was ich gesagt hatte. Er war eine Zeit lang sprachlos. Dann bestätigte er, dass ihm vor kurzem ein bösartiger Tumor im Bein entfernt worden war, der seinen Ischiasnerv befallen hatte.

Wir haben alle Zugang zu denselben Informationen. In jedem Moment fließt eine unendliche Menge an Informationen durch Sie hindurch. Ihr Gehirn fungiert als Filter, indem es ständig die Informationen auswählt, die es für relevant hält. Dies ist die Art und Weise, wie wir eintreffende Signale unmittelbar entschlüsseln und analysieren, um die für uns nützlichen Informationen zu erhalten. Um eine Bedeutung zu haben, müssen sie entschlüsselt werden.

Wir sind alle auf die gleiche Weise an das Feld angeschlossen. Dadurch sind wir wirklich eins mit diesem dynamischen Gewebe der Konnektivität. Ein von allem anderen abgetrenntes Selbst ist eine illusionäre Vorstellung, die nur für unsere menschlichen Definitionszwecke oder der Bequemlichkeit halber erzeugt worden ist. Wir müssen erkennen, dass unsere individuellen Realitäten subjektiv und wir alle eine aus derselben Quelle fließende Energie sind. Sie können die Art, wie Sie Ihre Realität wahrnehmen, auf jede gewünschte Art beeinflussen.

Das Feld ist ein Archiv universaler Informationen auf der mikro- und der makroskopischen Ebene. Es unterstützt die Koordination aller Zellen unseres Körpers, damit sie intelligente Daten austauschen können. Sogar unser Wachstum und unsere Denkmuster sind Teil dieser Kommunikation, ebenso unser Gedächtnis, unsere Emotionen und gesundheitlichen Probleme. Das Feld enthält auch alle Daten über die Planeten und sämtliche Himmelskörper in unserem Universum, die erste Quantenfluktuation eingeschlossen. Vom kleinsten subatomaren Teilchen bis zum Ungeheuren verbindet das Feld alles und jedes. Man muss sich nicht an einen bestimmten Ort begeben, um spezifische Informationen aus dem Feld zu erhalten. Das gesamte Feld ist zu jedem Zeitpunkt an jedem Ort im Universum. Das bedeutet, dass Sie, ganz gleich, wo und wann, immer an alle Informationen im Universum angeschlossen sind.

Die meisten paranormalen Phänomene lassen sich mit Hilfe eines solchen Konzepts eines universalen Informationsfeldes besser verstehen. Weil das Feld zu jeder Zeit überall ist, beeinflusst jede Veränderung darin sofort das gesamte Universum. Das erklärt die nicht-lokale Beeinflussung oder Fernwirkung, die ich in der Einleitung erläutert habe. Manche Menschen sind geschickter als andere, ihre Verbindung zu diesem Informationsfeld aufzubauen; man sagt ihnen paranormale, telepathische oder psychokinetische Fähigkeiten nach. Das heißt, das Lesen von nicht-lokal aus dem Feld aufgenommener Informationen wird oft als paranormal bezeichnet. Aber entscheidend dabei ist diese Steigerungsform „geschickter“. Wir alle besitzen diese Fähigkeiten, aber sie lassen sich durch Übung weiter entwickeln.

Ich bin glücklich darüber, dass mir das Naturtalent geschenkt worden ist, intuitive Informationen in diesem Feld gezielt und mit Leichtigkeit erschließen zu können. Dazu gehören auch die Informationen in diesem Buch über den Ursprung des Universums. Dazu gehört die Fähigkeit, ein Hologramm zu betrachten – eine dreidimensionale Projektion, die alle Informationen über einen Menschen enthält, entweder vor Ort oder aus der Distanz   und damit Heilungsvorgänge zu unterstützen. Dies sind Beispiele intuitiver Wahrnehmung, auf die ich in meinem Alltag eingestimmt bin. Es sieht so aus, als würden Fähigkeiten wie Telepathie, Hellsehen, „remote viewing" und Psychokinese ebenfalls ganz oder teilweise mit dieser Fähigkeit zusammenhängen, auf einfache Weise Zugang zum Feld zu gewinnen. Diese Fähigkeiten werden manchmal auch „sechster Sinn" genannt.

Telepathie ist der Prozess, statt der üblichen Wege (Sprechen, Schreiben) mentale Bilder zur Kommunikation zu benutzen. Wenn sowohl Sender und Empfänger die Sache gut beherrschen, ist Telepathie ein hocheffizientes Mittel, um Information auszutauschen. Jeder von uns hat die Fähigkeit, auf diese Weise zu kommunizieren, und wie jede andere Fähigkeit kann man auch diese trainieren. Für jemanden, der diese Kommunikationsform noch nie ausprobiert hat, mag die Aufgabe unlösbar anmuten: als würde man erst im Erwachsenenalter anfangen zu sprechen und hätte die zur sprachlichen Artikulation nötigen Muskeln noch gar nicht entwickelt. Mit starkem Willen und konzentrierter Übung können wir uns alle jedoch unserer Fähigkeit zu telepathischer Kommunikation bewusster werden.

Telepathie und Heilen nutzen im Grunde denselben Mechanismus. Heilen ist einfach eine konzentrierte, intentionale Form der Telepathie. Mit anderen Worten, Telepathie allgemein ist die mentale Übertragung verschiedener Arten von Information, wogegen das Heilen die Übertragung von Information mit der Absicht darstellt, den Gesundheitszustand eines Menschen zu beeinflussen.

Ich habe festgestellt, dass es zwei Arten von Telepathie gibt: lokale und nicht-lokale. Lokale Telepathie beinhaltet das Senden und Empfangen mentaler Bilder während eines persönlichen Gesprächs. Das von der einen Person ausgestrahlte Licht beeinflusst die andere Person. Lokale Telepathie (siehe Abbildung 4) läuft über das Feld und auch über den lokalen Austausch von Licht, während nicht-lokale Telepathie allein über die Einflussnahme auf das Informationsfeld läuft. Ohne das Feld wäre Licht nicht in der Lage, von einem Menschen zum anderen über größere Entfernungen hinweg Informationen effizient zu übertragen. Bei der telepathischen Kommunikation mit jemandem, der geographisch weit entfernt ist, müssen die Bilder über die Verbindung zum Feld aufgenommen und empfangen werden.

Ich habe auch schon Leute getroffen, mit denen ich mich telepathisch unterhalten konnte. Zum Beispiel habe ich bei einem indianischen Heilertreffen, an dem ich teilnahm, mit einem Schamanen telepathisch kommuniziert. Wenn ein anderer Mensch und ich besonders aufeinander eingestimmt sind – das heißt, wenn die Frequenz des von uns abgestrahlten Lichts ähnlich ist –, lässt sich Information mit Leichtigkeit hin und her übertragen. Ich habe festgestellt: Wenn man hinterher wieder laut spricht, kommt einem das Sprechen wie eine sehr grobe Kommunikationsform vor und wie ein im Vergleich mit der mentalen Bildgebung sehr plumpes Verfahren, Information auszutauschen.

Telepathische Kommunikation beschränkt sich nicht auf Menschen mit ähnlichen Lichtfrequenzen. Sie geht unbewusst andauernd vor sich, ob Sie nun eine ähnliche Frequenz wie ein anderer abstrahlen oder nicht. Auf der bewussten Ebene kann telepathische Kommunikation zwischen verschiedenen Frequenzen aber schwieriger sein. Mit etwas Übung können wir alle unsere telepathischen Fähigkeiten verbessern, indem wir auf unsere subtilen Gefühle und Gedanken achten.

Hellsehen ist die Fähigkeit, Dinge wahrzunehmen, die über die üblichen fünf Sinne (Sehen, Hören, Riechen, Schmecken, Tasten) nicht wahrnehmbar sind. Wir kennen alle die Krimis, in denen der Fall durch die von einem Hellseher gelieferten Informationen gelöst wird. Der Hellseher ist geübt darin, die mit dem Verbrechen zusammenhängenden Informationen im Feld zu erschließen. Manche Hellseher benutzen dabei ein Stück von der Kleidung des Opfers. Andere benutzen Namen, Örtlichkeiten, Stimmen oder Fotos. Jedes Medium hat seine eigene Arbeitsweise. Verblüffenderweise ist aber allen gemeinsam, dass zwischen dem Medium und einem Objekt, mit dem das Opfer etwas zu tun hatte, irgendein Bezugspunkt, eine Schnittmenge an Informationen hergestellt werden muss. Dadurch wird von diesem Moment an die Information eingeflochten.

„Remote viewing" ist die Fähigkeit, Bilder oder Ereignisse an einem anderen geographischen Ort zu „sehen", indem man über die alltäglichen Wahrnehmungsmethoden hinausgeht und Kontakt zum Feld herstellt. Ein Beispiel dafür ist die Wahrnehmung einer Szene, die sich weit entfernt abspielt, während einer außerkörperlichen Erfahrung. Ich habe während einer außerkörperlichen Erfahrung das Büro von meinem Vater „fernwahrgenommen" und mehrere Gegenstände dort korrekt identifiziert. Ich habe auch schon ein paar Mal mit einigem Erfolg mit der Fernwahrnehmung von Straßenschildern experimentiert.

Als ich fünfzehn war, versuchte ich einmal, das Haus meines Onkels fern wahrzunehmen. Plötzlich fand ich mich in einer außerkörperlichen Erfahrung wieder und war in der Gegend, wo das Haus meines Onkels steht. Während ich herauszufinden versuchte, wo ich war, sah ich ein Straßenschild. Daraufstand „Empire Street" – die Straße war mir unbekannt. Als ich später auf einem Stadtplan nachsah, stellte ich fest, dass die „Empire Street" vom Haus meines Onkels nur ein paar Häuserblocks entfernt ist. Ich versuchte noch einmal, sein Haus fern wahrzunehmen, und fand es schließlich. Ich glaube, dass „remote viewing", so wie Telepathie und Hellsehen, eine Fähigkeit ist, die jeder von uns entwickeln kann.[1]

---

1   Der Autor verwendet den Begriff „remote viewing" (wörtlich: „aus der Ferne betrachten") praktisch synonym mit „Hellsehen". Remote viewing wird manchmal aber auch für das paranormale Phänomen benutzt, das in diesen Ausführungen keine Rolle spielt und in der klassischen parapsycho-

Psychokinese ist die Fähigkeit, Objekte mit energetischen statt mit physischen Mitteln zu bewegen. Wenn so etwas in meiner Anwesenheit passiert ist, geschah es immer ohne bewussten Plan meinerseits. In der Schule ist mir oft der Füller förmlich aus der Hand geschossen. Das passierte vor allem, wenn ich Tagträumen nachhing und an nichts Besonderes dachte. Ein anderes Mal wollte ich nach einem Fläschchen mit Nasenspray greifen. Kurz, bevor ich sie berührte, schoss sie in die Luft und knallte an die Decke. Mein Vater, der sich auch im Zimmer befand, war geschockt.

Manche Menschen können aus der Entfernung die physische Welt intentional beeinflussen. Sie greifen im Feld auf die Informationen über ein Objekt zu und modifizieren seine Eigenschaften. Uri Geller zum Beispiel, wahrscheinlich eines der berühmtesten Medien der Welt, verbiegt auf diese Weise Löffel.

Der Zugriff auf das Feld, vor allem der nicht-lokale, erklärt auch, wie Fernheilung funktioniert. Die Intention einer Person beeinflusst das Feld lokal, was wiederum die andere Person über das Feld nicht-lokal beeinflusst. Das Feld verstärkt jede unserer Absichten und beeinflusst dementsprechend jede Veränderung, weit über unser bewusstes Denken hinaus.

Wenn ich bei einem Menschen Fernheilung praktiziere, brauche ich zuerst ein Farbporträt von ihm oder ihr. Auf der Grundlage des Fotos projiziere ich dann das Hologramm dieses Menschen vor mich in den Raum. Ich verstehe nicht genau, wie das möglich ist, trotzdem empfange ich sofort Informationen über den Gesundheitszustand dieses Menschen in Form eines Hologramms, das vor mir erscheint.

---

logischen Terminologie „Präkognition" hieß: die Vorhersage eines zeitlich späteren Ereignisses. Im Unterschied dazu bezeichnete in der klassischen Terminologie „Hellsehen" nur das unmittelbare Wahrnehmen eines über die normalen Sinneskanäle nicht zugänglichen, aber gegenwärtigen Ereignisses oder Ortes (Anm. d. Übers.).

Um eine Heilung zu ermöglichen, bringe ich den Fluss der Energie energetisch in seinen optimalen Zustand und achte dabei besonders auf Bereiche, wo die Energie abgestanden, blockiert oder irgendwie seltsam aussieht. Ich beschreibe dem Betroffenen, wie diese Problembereiche auf mich wirken. Was ich sehe, hängt von der jeweiligen internen Informationsstruktur ab, die ich im Hologramm gerade untersuche. Wenn jemand zum Beispiel chronische Rückenschmerzen hat, greife ich auf eine Skelett-Ansicht aus der gesundheitlichen Gesamtinformation dieses Menschen zu. Dieser Ausschnitt ermöglicht mir einen Blick auf den Ursprung der Schmerzen. Wenn es nötig ist, kann ich auf der zellulären Ebene auch detailliertere Informationen bekommen. Mit diesen Informationen bin ich dann in der Lage, durch meine auf Heilung gerichtete Intention die Energie, die für eine gesundheitliche Besserung des Betreffenden nötig ist, zu manipulieren. Ich stelle mental die Energie auf ihr maximales Heilungspotenzial ein, indem ich Energieblockaden beseitige. Die energetische Veränderung beeinflusst sofort das Hologramm des Betroffenen, was sich wiederum sofort in seinem Körper niederschlägt.

Wie viel Zeit diese Energie-Einstellung erfordert, hängt von dem Betroffenen und seinen Beschwerden ab; es kann Stunden, Tage, Wochen, sogar Monate dauern. Während der Behandlung bekomme ich so etwas wie eine Rückmeldung, wie effizient der Betreffende die neue Information verarbeitet, und das ist sehr unterschiedlich. Wenn ich ihre energetische Reaktion auf die Behandlung sehe, habe ich den Eindruck, dass manche Menschen energetisch zwar umschalten, aber dann fast unmittelbar wieder zu ihrem ursprünglichen gesundheitlichen Muster zurückkehren. Ihr gesundheitliches Problem schnellt sozusagen wieder zurück. Eintretende Veränderungen haben manchmal etwas Elastisches, was mir auch klar wird, wenn ich – etwa bei einer weiteren Behandlung – ihr Hologramm wieder sehe. Sie sind energetisch wieder in das Ener-

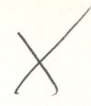

giemuster ihres ursprünglichen gesundheitlichen Problems zurückgekehrt. Das zeigt mir, dass etwaige Veränderungen wahrscheinlich nicht von Dauer sind.

Die Ergebnisse meiner Behandlungen hängen direkt von der Empfänglichkeit des oder der Betroffenen ab. Deshalb ist es so wichtig, dass wir prüfen, wie offen wir für unsere Energie und ihr Heilungspotenzial sind. Es kann mehrere Gründe geben, wenn wir in einer bestimmten Situation nur wenig erreichen. Es kann sein, dass wir durch ein einseitiges Selbstbild unser Heilungspotenzial einschränken. Nehmen wir so etwas Einfaches wie das Ballspiel. Den Ball sauber zu werfen ist eine Sache. Damit aber ein Spiel überhaupt in Gang kommt, muss auch der Empfänger oder Fänger seinen Teil beitragen. Die schönsten Würfe der Welt nutzen nichts, wenn nicht jemand willens und bereit ist, den Ball zu fangen. Genauso müssen auch Sie empfänglich sein, damit Energieheilung funktionieren kann. Es ist wichtig, zu wissen und zu akzeptieren, dass Energieheilung funktioniert. Ich hoffe, dass dadurch, dass ich die wissenschaftliche Seite des Energieheilens erläutere, Sie die Sache besser verstehen und besser damit arbeiten können. Haben Sie keine Angst, den Ball zu fangen: Sie sind im Spiel, ob Sie es glauben oder nicht. Lernen Sie, so gut zu spielen, wie es nur geht.

Wir sind uns unserer Überzeugungen vielleicht nicht immer bewusst. Wenn unsere bewussten Absichten mit unseren unbewussten Ideen nicht im Einklang sind, senden wir widersprüchliche Signale ins Feld. Wir müssen uns selbst darüber klar werden, was wir von einer Energieheilung wollen und erwarten. Manche Leute haben viel darüber gelesen und sind vielleicht doch nicht flexibel genug, um die heilende Information, die ihre Situation verändern könnte, anzunehmen. Sich auf Neues einzulassen heißt, sich auf Veränderung einzulassen. Das ist vielleicht die schwierigste Voraussetzung von allen, weil Veränderungen oft Altes auf den Kopf stellen. Manchmal muss man etwas Neues so angehen, dass man nichts weiß, aber alles fühlt. Das ist wichtig. Das heißt, die Paradigmen, die wir alle durch Schulbildung und Lebenserfahrung gelernt haben, bestimmen zu einem Großteil, was wir akzeptieren können und was nicht; wenn wir in der Lage sind, die bewussten Einschränkungen wirklich loszulassen, die wir uns selbst auferlegen, werden wir auf unser Bauchgefühl reagieren.

Ein paar Menschen habe ich behandelt, zu denen ich, glaube ich, eine energetische Verbindung habe, die aber trotzdem irgendwie nicht wirkt. Vielleicht arbeiten unsere Frequenzen nicht kohärent zusammen. Oder vielleicht sind die Energien im Konflikt, wie wenn eine Energiewelle und eine inverse Energiewelle aufeinander treffen und sich gegenseitig aufheben, so dass der Effekt gleich null ist. Das liegt nicht an irgendeiner bewussten Anstrengung von seitens des Heilers oder des Betroffenen, aber es blockiert natürlich trotzdem sehr wirkungsvoll jeden Versuch einer Energieheilung. Ich hoffe, dass ich diese Dinge in Zukunft besser verstehe, damit ich in solchen Situationen eine wirksamere Verbindung aufbauen kann.

In der Energieheilung, wie im Leben überhaupt, läuft alles auf unsere Einstellung hinaus. Unsere Einstellung entspringt unseren Überzeugungen. Sie bringen uns voran oder werfen uns zurück, je nachdem, wie wir unsere Realität formen. Es ist alles eine Sache der Perspektive. Das Feld reagiert auf jede unserer Absichten, wenn wir uns klarmachen, worin sie besteht. Die Propheten und Mystiker des Altertums waren sich sehr wohl darüber bewusst, dass wir alle mit allem verbunden sind und wie die nicht-lokale Information entsprechend der jeweiligen Perspektive fließt. Es gab viele Kulturen, in denen der Herrscher – König oder Königin, Kaiser oder Kaiserin, Häuptling – keine Entscheidung traf, ohne vorher seinen oder ihren Propheten zu konsultieren. Die westlichen Kulturen haben alle-samt den Respekt vor dieser Form des Wissens verloren.

Viele nicht-westliche Kulturen sind viel wohlwollender als die westliche gegenüber dem, was jenseits der fünf Sinne liegt. Die Weltanschauung der westlichen Kultur ist engstirnig und intolerant geworden. Bereitwillig geben wir zu, dass Hunde Frequenzen jenseits unseres Hörbereichs hören, aber wenn ein Mensch etwas hört, was über die normale Sensibilität hinausgeht, wird er als „merkwürdig" oder „anders" abgestempelt. Dieselbe Einstellung herrscht auch gegenüber ungewöhnlichen Wahrnehmungen der anderen vier Sinne. Aber alle anderen Tiere verlassen sich sehr stark auf die Informationen, die sie aus dem Feld bekommen. In der Natur geschehen viele Dinge, bei denen das Überleben davon abhängt, außersinnliche Wahrnehmung korrekt zu interpretieren.

Mir scheint, dass alle diese paranormalen Fähigkeiten – Telepathie, Hellsehen, „remote viewing", Psychokinese und Energieheilen – zusammenhängen und zusammenspielen. Bei allen spielt es eine Rolle, auf der Suche nach Antworten auf das Feld zuzugreifen. Wenn das einigen leichter fällt als anderen, dann liegt das daran, dass solche Menschen klarere und konzentriertere Fragen stellen. Das Feld antwortet, auf was es gefragt wird.

Sie können durch Ihre Intention größere Veränderungen herbeiführen, wenn Sie verstehen, wie Sie sie dazu klar fokussieren können. Es ist auch möglich, zu mehr Informationen Kontakt zu bekommen, indem Sie sich darüber klar werden, wie Sie gewohnheitsmäßig die Informationen filtern, die pausenlos durch Sie hindurchströmen. Indem Sie Ihre Filterprozesse willentlich ändern, wird es Ihnen möglich, mit mehr Informationen in Berührung zu kommen, die für Ihr Wohlbefinden zentral sind. Diese Konzepte werden in den Kapiteln 6 und 7 detailliert erläutert.

Unser sechster Sinn – Intuition – ähnelt den anderen Sinnen insofern, als wir ihn ebenfalls verfeinern und schärfen können. Stellen wir uns vor, jemand, der noch nie etwas mit Kunst im Sinne hatte, kritisiert ein Gemälde. Und dann stellen wir uns vor, ein Künstler würde das gleiche Bild beurteilen. Wer hätte wohl den umfassenderen Eindruck von dem Gemälde? Natürlich der Künstler. Ein Künstler hat seine Fähigkeit, Form und Farbe zu sehen, ausgebildet. Mit dem Hören ist es genauso. Wenn Sie eine kritische Analyse einer Symphonie brauchen, dann könnte am besten ein professioneller Musiker eine fundierte Kritik liefern. Die Kritik würde natürlich auf einer bestehenden Wissensbasis beruhen. Für eine disziplinierte Ausbildung unserer fünf Sinne braucht es Hingabe und Übung; mit dem sechsten Sinn ist es nicht anders.

Man kann die Verbindung zu den Frequenzen im Feld genauso trainieren, wie man seine Muskeln trainiert. Je mehr man sie trainiert und regelmäßig nutzt, desto effizienter kann man sich darauf einstimmen. Man kann üben, indem man mehr auf seine Intuition, seinen Bauch-Instinkt achtet. Wenn etwas sehr starke Gefühle in Ihnen auslöst, vertrauen Sie diesen Gefühlen und handeln Sie entsprechend.

Kein Künstler fällt vom Himmel. Manche werden sich ihres Talents schon früh bewusst, lange bevor sie das formale Studium beginnen. Die meisten Musiker eines Symphonieorchesters müssen, auch wenn sie talentiert sind, jahrelang studieren und üben, um für den Job qualifiziert zu sein. Um ein Talent zu entwickeln, braucht man immer Leidenschaft und Ausdauer. Gleichzeitig kann jeder sich an bildender Kunst oder Musik erfreuen, ob er oder sie nun außergewöhnlich talentiert ist oder nicht. Selbstverwirklichung heißt, aus unseren besonderen Gaben so viel wie möglich zu machen und die besonderen Gaben der anderen voll würdigen zu lernen.

Indem Sie das Gebäude Ihrer Überzeugungen untersuchen (ein Thema, das ich in Kapitel 7 ausführlicher behandle), können Sie lernen, den Datenfluss aus dem Feld besser zu kontrollieren. Das ist der Schlüssel zur Selbstverantwortung. Letztendlich sind sie selbst für Ihre Gedanken und Handlungen verantwortlich. Wir haben alle die Fähigkeit, durch unsere Intentionen diese Energie aus dem Feld in die physische Welt zu projizieren. Ihre Gedanken können die physische Welt beeinflussen und tun es auch. Sie sind immer ein aktiver Teilnehmer der universalen Welt.

Das Informationsfeld erstreckt sich auch auf alle unbelebten Objekte. Zum Beispiel bestehe ich immer darauf, dass bei meinen Workshops Wasser bereitsteht. Durch die positiven Heilungsabsichten von fünfhundert Anwesenden wird die Energie im Raum sehr mächtig. Ich spüre dann, dass die energetischen Eigenschaften des Wassers intensiviert werden. Daher weiß ich, dass Wasser von Intentionen, Gedanken und Gefühlen beeinflusst wird, denen es ausgesetzt ist. In einer Art Domino-Effekt beeinflussen Gedanken Sie und jeden in Ihrer Umgebung – und auch Wasser und Luft in Ihrer Umgebung. Wir sind umgeben von Seen, Flüssen und Ozeanen; unsere Atmosphäre enthält Wasser; wir selbst bestehen zum größten Teil aus Wasser. Dadurch teilt sich die Wirkung, die gute Absichten auf das Wasser haben, unserem von Wasser überfließenden Planeten überall mit.

Ist das Feld innen oder außen oder beides?
Beides. Das Feld ist überall und immer. Das gesamte Feld ist zu jeder Zeit an jedem Punkt im Raum.

Wie kann ich leichter an Information aus dem Feld gelangen? Gibt es einen Weg, meinen Kontakt dazu zu verstärken?
Der beste Weg, leichter an Information zu gelangen, besteht darin, zu verstehen, woher Sie die Information beziehen – nämlich aus dem Feld. Seien Sie sich einfach darüber im Klaren, dass Sie sich an diese Quelle von Informationen anschließen, die zu Ihnen befördert werden. Wenn Sie akzeptieren, dass die gesamte Information des Universums durch Sie hindurchfließt, dann geht es nur noch darum, die eigene Intuition einzusetzen, mit ihrer Hilfe zu wählen, welche Information wichtig ist, und

dann danach zu handeln. Machen Sie sich bewusst, wie Sie gewohnheitsmäßig die Informationen filtern, die vom Feld her pausenlos durch Sie hindurchströmen. Achten Sie auf Ihre Eingebungen und handeln Sie entsprechend. Der beste Weg, Ihre Verbindung zum Feld zu verstärken, besteht darin, sich Ihre Intuition als Muskel vorzustellen. Trainieren Sie ihn, bis er stark ist.

Sich einfach im Geiste eine Frage zu stellen, ist das der Weg, das Feld zu befragen?

Ja. Ich mache meinen Geist ganz leer von allen Gedanken, stelle mir dann die Frage und schaue, was mir in diesem Zustand ruhiger Bewusstheit in den Sinn kommt.

KAPITEL 4

Symphonie des Lichts

Jede Zelle wird durch Licht
beeinflusst und gesteuert.

ADAM

In meinen Workshops mache ich oft mit ein paar Teilnehmern Aura-Untersuchungen. Was ich sehe, ist von Person zu Person unterschiedlich, aber bei der überwiegenden Mehrheit der Untersuchungen korrespondiert das, was ich sehe, sehr stark mit den physischen Beschwerden, die dem oder der Betreffenden bereits bewusst sind. In der Aura von Menschen mit Ischiasproblemen zum Beispiel sieht man klar abgegrenzte Verzerrungen über dem Ischiasnerv. Ich sehe ein gezacktes, glühendes oder pulsierendes Leuchten da, wo der Schmerz sitzt. Der Schmerz strahlt entlang der Nervenbahn aus und löst im Rücken des Betreffenden Krämpfe aus. Wenn ich hineingehe und holographisch eine Energiebehandlung mache, sehe ich, wie dieses Licht allmählich seine Intensität verliert und weicher wird, wobei es sich in ein neues harmonisches Fließmuster einfügt.

Auren

Ein Energiefluss in einem harmonischen Licht-Abstrahlungs-muster ist die Basis aller gesunden Lebensformen. Licht koordiniert alle Lebensprozesse. Das Leben ist eine wahre Symphonie des Lichts.

In der Geschichte der Menschheit hat es immer Leute wie Edgar Cayce gegeben, die das Licht sehen konnten, das alle Lebensformen emittieren, das heißt die Aura. Cayce (1877-1945) ist vor allem für seine medialen medizinischen Diagnosen und seine Einblicke in frühere Leben bekannt. Viele Heiler, die die Aura spüren oder sehen können, empfangen eine Menge Information über den Menschen, dessen Aura sie untersuchen. Die Aura ist subtile Energie, eine Form von Licht mit einer speziellen Frequenz, die vom lebenden Organismus ausgestrahlt wird. Wir alle strahlen durch diese Aura Information aus. Von der subatomaren über die zelluläre Ebene bis zum Gesamtorganismus und darüber hinaus ist die Harmonisierung der Lichtenergie das Lebensmerkmal schlechthin. Subtile Energie, die Energie des Lebens, ist unter verschiedenen Namen in allen Kulturen bekannt. Die Chinesen bezeichnen sie als „chi", die Japaner als „ki", die Hindus als „prana".

Licht wird durch Krankheit – verschiedene einzelne Krankheiten wie auch Verletzungen – beeinflusst, während der Körper Veränderungen durchmacht. Unser Körper stellt sich ständig auf Unterschiede in unserem Wohlbefinden ein, sowohl physische als auch psychologische. Ich kann wahrnehmen, dass wir mittels Intentionen ganz bewusst fähig sind, das Licht in unserem Körper zu beeinflussen, welches wiederum reflektiert und als Aura nach außen abgestrahlt wird. Unser Körper reagiert auf jeden Gedanken, den wir denken, und jedes Wort, das wir sprechen. Wir werden von unseren Gefühlen und Absichten direkt körperlich beeinflusst. Wenn wir das wissen, kann jeder Einzelne von uns sein oder ihr körperliches, emotionales und spirituelles Wohlbefinden maximieren.

Durch Information, die über sie kommuniziert wird, verbindet diese Licht-Energie oder Aura uns alle miteinander. Innerhalb unseres Körpers nutzen unsere Zellen dieses Kommunikationsmittel. Indem wir aus diesem Konzept den größtmöglichen Nutzen schlagen, werden wir alle dazu befähigt, unseren optimalen Gesundheitszustand wiederherzustellen. Das ist aber nur der Anfang. Durch diese subtile Energie sind wir alle in einem universalen Energienetz verbunden. Alles ist einfach Energie in einem komplexen, vibrierenden Netz. Indem wir uns durch unsere Intention helfen, beeinflussen wir überall jeden anderen Menschen und jeden anderen Organismus positiv. Indem wir konkretes Selbstvertrauen verwirklichen, weiten wir unsere Bewusstheit automatisch zu einem Gruppenbewusstsein, einem globalen Bewusstsein und dann über diese Grenzen hinaus zu einem universalen Bewusstsein aus. Gedanken haben keine Grenzen.

Unsere Gedanken und Absichten erschaffen unsere Realität, indem sie das anziehen, worauf wir unsere Aufmerksamkeit richten. Positive Gedanken und Erwartungen bringen positive Ergebnisse. Ich selbst übe zum Beispiel, wie viele Sportler, positives Denken, wenn ich mit Gewichten trainiere. Wenn ich mir ein höheres Ziel stecke, zum Beispiel beim Gewichtheben ein größeres Gewicht oder eine größere Anzahl von Wiederholungen zu meistern, sehe ich die erfolgreiche Bewältigung dieser Aufgabe vor meinem geistigen Auge. Die erwünschten physischen Resultate werden realisiert, indem die Absicht darauf gerichtet wird. Natürlich muss das Ziel realistisch sein und in Etappen höher gesteckt werden. Zu erwarten, dass man ohne das richtige Training einen Marathonlauf gewinnt, passt nicht zu den wirklichen eigenen Erwartungen. Aber in der ersten Woche fünf Meilen ins Auge zu fassen und zehn Meilen in der zweiten Woche und seine Ausdauer allmählich zu steigern, ist ein realistisches Ziel. Wenn Sie schon Marathonläufer sind, ist die Verbesserung ihrer Zeit ein realistisches Ziel, auf das Sie hinarbeiten können.

Lernen Sie verschiedene Methoden, diese Fähigkeit effizient zu erschließen, die in uns allen steckt, nämlich die eigene Realität zu schaffen. Schicken Sie sich selbst eine dringliche Nachricht, was Sie wollen, und konzentrieren Sie sich darauf. Sorgen Sie dafür, dass Ihre bewussten Gedanken mit Ihren unbewussten Gedanken übereinstimmen; das ist dasselbe, wie sich realistische Ziele zu stecken.

Für Menschen mit gesundheitlichen Problemen ist es entscheidend, alle unterschwelligen Zweifel und Ängste auszuräumen, die sie hinsichtlich ihres weiteren Weges verspüren. Man kann positive Gedanken nicht dazu benutzen, fundamentale Gefühle der Angst und Negativität zu übertünchen. Jeder sollte das Ziel haben, Gedanken und Gefühle, die nicht konstruktiv sind, durch pure positive Entschlüsse zu ersetzen. Ihr Körper wird Sie mit einem stärkeren Immunsystem, ausgeglicheneren Emotionen und einem zuversichtlichen Geist belohnen.

Jede Zelle des Körpers reagiert auf subtile Licht-Energie. Der typische Wissenschaftler betrachtet den Körper als Maschine mit biochemischen Reaktionen. In der Zukunft wird die Wissenschaft bestätigen, was die alten Mystiker wussten: dass das grundlegendste Merkmal des Lebens Energie ist. Diese Mystiker hatten viele Dinge, für die es kein Messinstrument gibt, grundlegend verstanden. Mit verfeinerten Messgeräten wird man für wissenschaftliche Gleichungen mit bisher vielen Unbekannten revolutionäre Lösungen finden. Ob aber die Menschheit in der Lage ist, eine so ausgeklügelte Maschine zu bauen, dass die Essenz der Lebensenergie messbar wird, bleibt abzuwarten.

Als Basis aller Lebensformen wird die DNS betrachtet. Sie ist zuständig für den Aufbau unseres physischen Körpers und den Ersatz verbrauchter Zellen. Natürlich liefert die DNS den Bauplan des Lebens für die Zellreproduktion, aber ihre Information ist dynamisch, sie interagiert und adaptiert sich. Unsere DNS ist nicht in Stein gemeißelt. Ich sehe genau, dass unser genetischer Aufbau durch subtile Energie beeinflusst werden kann. Mit jeder Intention strahlen Sie Licht ab, das Ihre DNS beeinflusst. Ihre Intentionen beeinflussen ständig Ihre Evolution.

Mit anderen Worten, Gedanken und Gefühle können den physischen Menschen beeinflussen und neu programmieren. Indem wir unseren genetischen Code beeinflussen, programmieren wir seine Sprache neu und aktualisieren unsere holographische Information. Die Menschen, mit denen ich auf ihrem Weg zur Heilung gearbeitet habe, haben mir viel gezeigt. In meinem ersten Buch, „Dreamhealer"[2], habe ich das genetische holographische Bild behandelt, aber ich war unsicher, wie ich damit arbeiten sollte. Jetzt verstehe ich die Sache viel besser. Während ich dazulernte, hatte ich öfters Gelegenheit, Patienten mit genetisch bedingten Störungen zu behandeln. Ich habe festgestellt, dass die in der dns enthaltenen Informationen flexibel sein können. Wir können jeden Aspekt unserer selbst beeinflussen.

Ihr genetischer Aufbau beeinflusst, wie Sie auf Ihre Umgebung reagieren, aber trotzdem haben Sie noch viele Wahlmöglichkeiten. Die DNS ist dynamisch und reagiert auf Ihre Umgebung. Ein Teil dieser Umgebung sind Intentionen. Das ist der Prozess, der die Evolution aller lebendigen Organismen vorantreibt, einschließlich der Menschen. Ein Beispiel: Nepal liegt zum Teil in den Ausläufern des Himalaya. Eine dort lebende Bevölkerungsgruppe, die Sherpas, arbeiten als Bergführer für die Abenteurer, die den Mount Everest besteigen. Weil sie in so

---

2 Auf deutsch unter demselben Titel im Arbor-Verlag erschienen (siehe Literaturverzeichnis).

großen Höhen leben, mussten diese Bergbewohner über viele Generationen hinweg den Luftsauerstoff effizienter ausnutzen. Mit der Zeit hat sich diese Eigenschaft in der genetischen Struktur der Sherpas niedergeschlagen.

Wie wir auf unsere Umgebung reagieren, ist ein dynamischer Prozess. Das Muster unseres Wohlbefindens, das sich in unserer Energie spiegelt, ist ebenfalls dynamisch. Es ist ganz einfach, die Verbindung, die wir zu unserer Energie haben, zu stärken.

Energie-Übungen

Die folgenden Übungen werden Ihnen helfen, Ihre Energie spüren und sehen zu lernen und dann universale Energie in Ihren Körper zu lenken.

Fühlen Sie Ihre Energie

- Reiben Sie in kreisenden Bewegungen Ihre Handflächen. Spüren Sie, wie es warm wird. Dies ist Ihre Energie.
- Nun halten Sie Ihre Handflächen etwa fünf Zentimeter auseinander. Drücken Sie sie gegeneinander, ohne sie zu bewegen. Das heißt, stellen Sie sich vor, Ihre Handflächen gegeneinander zu drücken. Spüren Sie den Widerstand, ähnlich dem zweier Magnete, die sich abstoßen.
- Verringern und vergrößern Sie die Distanz der Handflächen und spüren Sie denselben Widerstand.
- Entfernen Sie die Handflächen voneinander und bestimmen Sie die Grenze, wo Sie Ihre Energie noch spüren. Mit etwas Übung können Sie, indem Sie für die Energie sensibler werden, diese Entfernung steigern. Abbildung 5 stellt sowohl die Energie um Ihre Hände herum dar als auch den Widerstand, den Sie bei dieser Übung spüren sollten.

Sehen Sie Ihre Energie

- Halten Sie vor einem dunklen Hintergrund Ihre Hände so vor sich, dass die Fingerspitzen ungefähr fünf Zentimeter voneinander entfernt gegeneinander gerichtet sind (siehe Abbildung 6).
- Bewegen Sie Ihre Finger langsam auf und ab sowie aufeinander zu und wieder auseinander. Denken Sie, wie die Energie von einer Fingerspitze zur anderen fließt. Sie werden in einer schwachen Linie eine Energiebewegung zwischen ihnen sehen. Dies kann zuerst auch wie eine Art dunstiger Schleier aussehen.

Stimmt

Machen Sie diese Übung vor verschiedenfarbigen Hintergründen. Mit zunehmender Übung wird der Energiefluss klarer umrissen erscheinen.

Universale Energie in den Körper lenken

- Stellen Sie sich vor, dass die gesamte Energie des Universums über Ihrem Kopf kreist und Ihnen zur Verfügung steht (siehe Abbildung 7).
- Ziehen Sie Energie durch Ihren Scheitel herein und sammeln Sie sie in Ihrer Herzgegend.
- Senden Sie die Energie aus der Herzgegend den rechten Arm hinunter, durch die Fingerspitzen der rechten Hand in die Fingerspitzen der linken Hand und wieder hoch durch Ihren linken Arm hin zum Herzen.
- Stellen Sie sich diesen Fluss nun als Energie-Ringleitung vor: vom Herzen in den rechten Arm, die rechte Hand, die rechten Fingerspitzen, von da in die linken Fingerspitzen, den linken Arm und dann zum Herzen.

Zuerst sehen Sie vielleicht nur eine schwache Linie. Sie werden überrascht sein, wie schnell Sie mit zunehmender Übung einen klar umrissenen Energiefluss sehen.

Die Aura eines Menschen sehen

Schauen Sie an dem Menschen vorbei, dessen Aura Sie sehen wollen. Fixieren Sie einen Bereich etwa fünf Zentimeter oberhalb der Schultern oder des Kopfes (siehe Abbildung 8).

Zuerst sehen Sie vielleicht eine schwach schimmernde Aura, ähnlich der in Abbildung 9. Die Aura wirkt vielleicht wie eine subtile Ausstrahlung um materielle Objekte herum. Manche erinnert das an das Wabern heißer Luft, andere an Dunst oder Nebel. Wahrscheinlich ist es viel einfacher, die Aura zu sehen, wenn Sie mit einer der in Teil iii dieses Buches beschriebenen Visualisierungen eine Behandlung gemacht haben. Wohl nur wenige Menschen sehen die Aura in der Farbintensität, wie sie Abbildung 10 zeigt, aber mit zunehmender Übung dürften Sie die klar umrissenen, fließenden Farben sehen. Immer weiter üben!

Den Fluss der Energie sehen

Ein Körper ohne Verletzung oder Krankheit hätte einen harmonischen Energiefluss. Ein Körper, in dem eine Verletzung oder Krankheit sich entwickelt, hat Energie, die ihre Richtung oder Orientierung verliert. Ein Körper mit einer ausgeprägten Verletzung oder Krankheit zeigt einen Bruch im Energiefluss, wie in Abbildung 11 dargestellt, und findet den Weg zurück zu einem harmonischen Energiefluss und zur Gesundheit nicht mehr. Hier ist eine fortgeschrittene Übung zur Wahrnehmung des Energieflusses; behalten Sie sie als langfristiges Ziel im Hinterkopf.

- Stellen Sie sich vor einen Ganzkörperspiegel.
- Entspannen Sie Ihren Blick, indem Sie nichts fixieren.
- Üben Sie, Ihren Energiefluss zu sehen und zu fühlen.

Versuchen Sie das sowohl im Hellen als auch im Dunkeln. Sie können diese Übung auch mit einer anderen Person machen und dabei üben, den Energiefluss des Gegenübers zu sehen. Zunächst werden Sie sich wohl primär von Ihrer Intuition leiten lassen – Sie fühlen die Energie. Bald werden Sie sie auch sehen können. In dem Maße, wie Sie diese Fähigkeit entwickeln, werden Sie entdecken, dass Ihr intuitives Gespür und Ihre heilenden Fähigkeiten wachsen. Vertrauen Sie darauf, dass Sie es können.

Was immer wir dem Körper durch Gedanken, Worte, Emotionen oder Überzeugungen mitteilen, wird durch subtile Energie kommuniziert, das heißt, Licht verschiedener Frequenzen. Subtile Energien haben einen breiten Frequenzbereich. Sich an diese Energie erfolgreich anzuschließen, ist eine Fertigkeit, die wir alle meistern können, indem wir die inneren Prozesse des Fühlens, „Sehens" und Wissens kultivieren. Es ist jedem von uns überlassen, diese Kommunikationsfähigkeit zu erkennen, auf die wir gezielt zugreifen können. Das wirksamste Werkzeug dafür ist die Intention. Wir müssen mit unserer Bewusstheit in Berührung kommen.

Die Aura lesen

Wie ich bereits erwähnt habe, rufe ich bei meinen Workshops immer einige Freiwillige auf und lese ihre Aura. Was sich in den Auren zeigt, ist nicht bloß ein Indiz dessen, was physisch passiert. Die Aura reflektiert eine Vielzahl von Informationen, von der emotionalen Veranlagung eines Menschen bis zu seinen oder ihren Gedanken und Absichten. Bei diesen vielen Energiebewegungen in der Aura ist es generell nicht möglich, die physischen Beschwerden genau zu lokalisieren, aber es ist möglich, den Problembereich grob einzugrenzen.

Jede Krankheit sieht in der Aura ein bisschen anders aus. Genauso hat jede Aura viele Variationen, die auf kleinere Blockaden oder potenzielle Schwierigkeiten hinweisen. Wenn ich eine Aura lese, besteht die Herausforderung für mich also nicht so sehr darin, physische Probleme zu finden, sondern all diese Blockaden und potenziellen Probleme zu sichten und dasjenige zu isolieren, das den Betreffenden wahrscheinlich am meisten drückt.

Bestimmte Beschwerden zeigen in der Aura eine klar umrissene Signatur. Probleme mit dem Ischiasnerv sind im Allgemeinen leicht zu sehen, da sie fast bei jedem Menschen gleich aussehen. Wenn eine Aura elektrostatisch aussieht, so ähnlich wie ein unscharfes Fernsehbild, deutet das im Allgemeinen darauf hin, dass ein Problem mit den Nerven, Emotionen oder der Haut vorliegt.

Das Lesen der Aura kann man in einem dunklen Zimmer üben. Oft sieht man irgendwelche Verwirbelungen über bestimmten Körperbereichen. Diese Verwirbelungen zeigen sich höchstwahrscheinlich über einem Bereich, der dem Betreffenden Probleme macht. Seien Sie aber nicht entmutigt, wenn der oder die Betreffende nichts mit dem anfangen kann, was Sie berichten: Die Aura zeigt eine Vielzahl von Faktoren, einschließlich alter Probleme, emotionaler Probleme und im Entstehen begriffener Probleme. Medikamente erzeugen oft eine zusätzliche Verschwommenheit, die das Aura-Lesen erschwert. Überanstrengen Sie Ihre Augen nicht beim Blick auf einen speziellen Körperbereich. Scannen Sie den gesamten Körper und achten Sie darauf, was für Informationen zu Ihnen gelangen.

Üben Sie das, und Sie werden überrascht sein, wie exakt Ihre Aussagen werden.

Eine weitere Sache, die man wissen sollte, wenn man die Aura eines Menschen liest: Wird in irgendeinem Bereich ein Schmerz gefühlt, heißt das nicht unbedingt, dass dort auch seine Ursache liegt. Sie werden vielleicht auf einen Bereich aufmerksam, der scheinbar nichts mit dem zu tun hat, wo der Betreffende Schmerz verspürt, aber beide könnten eng zusammenhängen.

Wenn Sie beim Versuch, eine Aura zu lesen, gar nichts sehen, üben Sie, sich zu entspannen und Ihre Intuition einzusetzen.

Fragen Sie sich: Was fehlt diesem Menschen? Und das Erste, was Ihnen einfällt, könnte etwas zu bedeuten haben. Dieses nicht-analytische Vorgehen ermöglicht es Ihnen, Intuition zu üben und zu entwickeln.

Die folgende fortgeschrittene Übung im Aura-Lesen ist schwer zu meistern, und vielleicht sollten Sie zuerst die Übung auf Seite 61 machen (s.o. „Die Aura eines Menschen sehen"). Diese Übung ist für Fortgeschrittene, weil sie die Kooperation zwischen Vorgängen der linken Hirnhälfte, also des logischen Denkens, und dem ganzheitlichen Überblick der rechten Hirnhälfte erfordert. Sie müssen offen sein und es ohne zu zögern versuchen. Das Einzige, was Sie zurückhält, ist Ihr eigenes Denken. Entspannen Sie sich einfach und fühlen Sie. Diese Übung wird Ihnen helfen, Ihrer Intuition zu vertrauen. Wenn Sie diese Technik des Kombinierens von rechter und linker Hirnhälfte gemeistert haben, geht es ganz leicht.

Fortgeschrittene Übung im Aura-Lesen

- Visualisieren Sie, wie Energie-Verlängerungen aus Ihren Fingerspitzen wachsen, ähnlich wie Krallen oder Essstäbchen.
- Halten Sie die Hände rund zehn Zentimeter über den Körper des Betreffenden und kämmen Sie physisch die Aura mit den Fingern, wobei Sie die energetischen Verlängerungen der Fingerspitzen tief in seinen oder ihren Körper eindringen lassen.
- Bewegen Sie die Hände ganz langsam und sanft entlang der Aura, bis Sie einen dumpfen Schmerz, ein Gefühl in den Fingerspitzen oder einen leichten Widerstand spüren, ähnlich dem zweier sich abstoßender Magnete. An dieser Stelle liegt eine Energie-Blockade vor, die wahrscheinlich auf irgendeine physische Störung hinweist.
- Sobald Sie die Stelle lokalisiert haben, wo die Blockade in der Aura sitzt, versuchen Sie, sie zu entfernen. Das ist der schwierigere Teil.

- Sie müssen die Blockade immer wieder krallen und aus der Aura zu entfernen versuchen. Machen Sie sich keine Gedanken, diese Blockaden könnten Ihre Gesundheit beeinträchtigen; sie werden Sie nicht beeinträchtigen, wenn Sie das nicht wollen. Wenn Sie sich deshalb Sorgen machen, haben Sie wahrscheinlich irgendeine unbewusste Absicht, die Energieblockade an sich zu ziehen. Machen Sie sich keine Gedanken darüber, und es wird nichts Negatives passieren. Wenn Ihre Intention positiv ist, wird nichts Negatives herauskommen. Die Bewegung der Hände hilft Ihnen bei der Visualisierung, wie Sie die Energie-Blockade entfernen. Vor Ihrem geistigen Auge stellen Sie sich vor, wie Sie ein Problem in der Aura zu fassen bekommen und es wegwerfen. Gleichzeitig bewegen Sie physisch Ihre Hände über der Aura des Betreffenden. Die Aura wird physisch von Ihren Handbewegungen beeinflusst.
- Entsorgen Sie die Energie-Blockaden, indem Sie sie in den Müll, ein Vakuum oder ein Schwarzes Loch werfen. Lassen Sie das Ihre Imagination bestimmen. Ohne einen Wirtsorganismus versiegt die Energie eines Problems.

Die Energie kämmen

Diese Technik wenden Sie an, um sich selbst eine Lichtenergie-Massage zu geben. Visualisieren Sie Licht, das aus Ihren Fingerspitzen strömt, ein reines weißes Licht reiner Absichten (siehe Abbildung 12). Normalerweise sieht man es zunächst als rauchähnliche Auswüchse aus den Fingerspitzen oder als schwach schimmernde Linien. Manche Menschen berichten von kleinen Blitzen. Entspannen Sie sich und lassen Sie es fließen.

Stellen Sie sich vor, Ihre Energie-Fingerspitzen seien ein Kamm. Manchmal hat Ihre Energie, so wie Ihr Haar, eben Knoten und Verfilzungen. Gebrauchen Sie Ihre Energie-Fingernägel, um diese Knoten auszukämmen, so dass die Energie wieder geschmeidig fließt.

Beginnen Sie am Scheitel und „kämmen" Sie in etwa fünf Zentimeter Entfernung am gesamten Körper herunter. Tatsächlicher physischer Kontakt ist nicht nötig. Fühlen und sehen Sie die Energie. Sie fließt nun mühelos und geschmeidig in einem harmonischen Muster.

Kämmen Sie die Energie zu den Füßen hinunter und aus den Fußsohlen hinaus. Manche Menschen spüren dabei sofort einen beruhigenden Effekt.

Vielleicht ist es einfacher, die Vorgänge zu fühlen, statt darüber nachzudenken, und das würde das Energieheilen für Sie realistischer machen. Lassen Sie auch einmal Licht anderer Farbe aus den Fingerspitzen strömen und fühlen Sie die Unterschiede. Sie werden merken, was am besten zu Ihnen passt, wenn Sie herausfinden, mit welcher Farbe (Frequenz) Sie die ausgeprägteste Resonanz haben: Sie spüren dann ein Kribbeln oder Wärme. Seien Sie immer bereit, die Visualisierungen und Techniken zu modifizieren. Nur Sie können beurteilen, was bei Ihnen am besten funktioniert. Seien Sie überzeugt davon, dass Sie diese Techniken korrekt machen und auf dem richtigen Weg sind.

Mit dieser Technik können Sie Ihre eigene Energie, aber auch die von jemand anderem kämmen. Kinder spüren normalerweise sofort eine intensive Ruhe; ich habe festgestellt, dass sie vor allem bei hyperaktiven Kindern sehr wirksam ist. Auch Haustiere mögen es.

Ich bin überzeugt, dass jeder Mensch die Fähigkeit hat, sich und andere zu heilen. Das ist in die physische, emotionale und spirituelle Natur des Menschen eingebaut. Manche Menschen haben von Haus aus eine größere angeborene Bereitschaft als andere, diese Fähigkeit zu nutzen. Wie bei jedem Talent ist es unterschiedlich, wie lange ein Mensch braucht, um das Aura-Lesen zu meistern. Letztendlich ist es eine Sache der Motivation und der Übung.

Es ist schwierig, das, was in der Welt der subtilen Energien eher ein nonverbales Wissen ist, in Worte zu übersetzen. In dem Maße, wie Ihnen diese Übungen und Techniken vertrauter werden, werden Sie auch Ihren Gefühlen und Ihrem Wissens-Instinkt mehr vertrauen.

Bei der Arbeit mit den vielen Menschen, die begriffen haben, welche Kraft wir alle haben, unsere Gesundheit wiederherzu-stellen, habe ich sehr viel gelernt. Wenn wir uns auf die Kraft der Gedanken einstimmen, können wir alles positiv verändern. Ich hoffe, dass ich es schaffe, diese Information in allen mögli-chen Situationen als Hilfestellung für andere einzusetzen. Eines meiner Ziele ist, Schulungszentren aufzubauen, damit ich ein paar meiner Techniken weitergeben kann. Für das, was wir leisten können, um uns völlig neu zu erschaffen, gibt es keine Grenzen.

Biophotonen

Biophotonen-Emission ist der wissenschaftliche Begriff für die Kommunikation und den Fluss subtiler Energie und Informa-tion zwischen Zellen und Organismen in Form von Licht. Der folgende kurze wissenschaftliche Überblick ist für die Men-schen gedacht, die sich für den technischen Aspekt interes-sieren. Für Ihre eigene Heilung müssen Sie nur wissen, was Sie ändern und wie Sie dabei vorgehen wollen. Ein Verständnis der wissenschaftlichen Hintergründe könnte allerdings manchem helfen, das Puzzle zusammenzusetzen.

Jedes Mal, wenn sich eine chemische Verbindung bildet, absorbiert diese Verbindung Licht (siehe Abbildung 13). Jedes Mal, wenn eine chemische Verbindung sich auflöst, wird Licht emittiert (siehe Abbildung 14). In jedem einzelnen Moment werden in unserem Körper Billionen chemischer Verbindun-gen gebildet und aufgelöst; daher wird in Ihrem Körper ständig

Licht absorbiert und emittiert. Dieses Licht spielt im gesamten Körper eine zentrale Rolle bei der Katalyse oder Hemmung verschiedener chemischer Reaktionen.

Jede chemische Verbindung hat eine idealtypische Frequenz, um zu entstehen. Damit die Verbindung sich bilden kann, muss das umgebende Licht die Frequenz ändern, um sich mit der idealtypischen Frequenz für die Entstehung dieser Verbindung besser zu decken. Je näher das Licht diesem optimalen Frequenzbereich kommt, desto leichter findet die chemische Reaktion statt. Bei kleinen Molekülen ist der Einfluss, den das Licht auf die Reaktionsgeschwindigkeit hat, kaum messbar, aber bei großen Molekülen wie etwa Proteinen oder DNS haben diese verschiedenen Lichtfrequenzen einen großen Einfluss auf die Reaktionsgeschwindigkeit.

Alles emittiert seine eigene Energie-Signatur. Jedes Lebewesen koordiniert sämtliche Lebensfunktionen durch ein einzigartiges Muster von Energiefrequenzen. Mit jeder Intention senden zahllose Neuronen Energie-Impulse an andere Neuronen. Wenn ein Neuron einen Impuls an ein anderes Neuron schickt, baut sich zwischen zwei Membranen eine Ladung auf. Dann übermittelt ein Funke die Ladung zwischen den Neuronen und erzeugt einen Impuls. Dieser Funke ist gut sichtbar, denn er emittiert jede Menge Licht, das den gesamten Körper durchdringt und im gesamten Körper verschiedene chemische Reaktionen katalysiert oder hemmt. Deshalb und auf diese Weise sehe ich Gedankenmuster als Licht.

Jede Krankheit emittiert eine Licht-Signaturfrequenz. Der Körper erkennt diese Information und intensiviert entsprechend seine Immunabwehr. Dieses abgestrahlte Licht kann ich sehen: Ich sehe das, was ich „Signaturfrequenzen" von Krankheiten nenne. Wenn ich zum Beispiel bei jemandem Asthma sehe, sieht das aus wie eine dicke nebelartige Substanz in den Atemwegen. Jede Zelle in den Lungen sieht kontrahiert aus. Während ich die Behandlung mache, sehe ich, wie der

Nebel sich zerstreut. Gleichzeitig bitte ich die Person, die ich behandle, sich vorzustellen, wie die Blockaden verbrennen, bis die Atemwege sauber aussehen.

Manche Krankheiten, vor allem bestimmte Krebsarten, blockieren die Freisetzung von Licht, daher erkennt der Körper die Krankheit nicht sofort als Problem. Die biochemischen Reaktionen des Körpers werden durch körperliche Reaktionen auf Biophotonen-Emission ausgelöst; werden diese durch die maskierende Fähigkeit des Krebses blockiert, bleibt die Krankheit für das Immunsystem des Körpers unsichtbar und kann unentdeckt eine Weile wachsen. Wenn die Krankheit fortschreitet, wird das Licht sich allerdings intensivieren, bis der Körper sie bemerkt und reagiert. Mit diesem Tarnkappen-Mechanismus von Krebs habe ich schon einige Erfahrungen gesammelt. Sehr selten kommt es vor, dass ich Krebs nicht „sehen" kann, aber er zeigt sich auf einem Scan. Es ist wichtig zu wissen, dass das Immunsystem durch die Intention des Betreffenden trotzdem stimuliert werden kann. Das heißt: Dass eine Krankheit die Licht-Energie maskieren kann, bedeutet nicht, dass der Körper kein funktionierendes Immunsystem hätte.

Energiebehandlungen nutzen die Frequenz-Signatur oder Welle der Krankheit. Wenn ich eine Behandlung mache, gelange ich zu einer mit der Frequenz des betreffenden Menschen kohärenten Resonanz und emittiere eine Welle, die invers ist zu der von der Krankheit emittierten Welle. Diese inverse Energiewelle neutralisiert die Frequenz, die von der Krankheit emittiert wird. Der Körper des Betreffenden empfängt das Signal, gerät in Resonanz mit dieser neuen Frequenz und absorbiert diese Energie als Information. Dann registriert er, wie das Problem zu neutralisieren ist, und setzt die Heilung in Gang. Die Basis für alles, was ich beim holographischen Heilen sehe, ist Licht. Biophotonen, die bei jedem Prozess in jeder Zelle emittiert werden, sind das Licht, das ich während einer Behandlung sehe.

Licht kann auch helfen, chemische Reaktionen im Körper zu beschleunigen. Angenommen, ich habe ein Problem am Fuß, das ich heilen möchte. Meine Heilungsabsicht setzt gleichzeitig Licht und biochemische Substanzen frei. Licht ist schneller als biochemische Substanzen, erreicht also meinen Fuß zuerst und bereitet die Zellen dort darauf vor, dass sie die Substanzen aufnehmen, die für die Auslösung des Heilungsprozesses nötig sind. Wenn sich dann die Substanzen physisch an die Zelle binden, ist sie bereit und wartet: Alle biochemischen Substanzen sind geordnet, so dass der Prozess effizient ablaufen kann. Obwohl der Effekt dieser chemischen Reaktion vielleicht gering ist, kumulieren diese Licht-Emissionen doch zu einer großen Wirkung auf den Organismus.

Die kumulativen Lichtfrequenzen, die von einem mehrzelligen Organismus emittiert werden, koordinieren und vereinigen alle Zellen zu einem harmonischen Organismus. Licht koordiniert Leben.

Denken Sie daran: Licht von einem Organismus (Menschen) ist fähig, in andere Organismen einzudringen und sie zu beeinflussen. Dies ist die Art und Weise, wie Ihre auf Heilung gerichteten Gedanken und Intentionen die Menschen in Ihrer Umgebung beeinflussen. Das von Ihren Intentionen emittierte Licht dringt in einen anderen Menschen ein und beeinflusst eine Serie von chemischen Reaktionen, die der Gesundheit des oder der Betreffenden zugute kommen.

Deshalb ist es ganz wichtig, dass Sie nicht nur Ihre eigenen Intentionen so verändern, dass Sie mehr auf Heilung gerichtet sind, sondern auch Ihre Umgebung dazu ermutigen, positiv zu sein. Wenn Sie positiv sind und alle anderen in Ihrer Umgebung negativ, dann arbeitet das von der negativen Energie emittierte Licht gegen das, was Sie erreichen möchten. Und wenn alle um Sie herum positiv sind, verstärken deren Absichten Ihre Absichten.

Jeder Gedanke, den Sie denken, beeinflusst Licht, und das Licht beeinflusst Ihre Umgebung und dadurch wiederum das

Leben. Darum ist es ganz wesentlich, dass Sie Ihre Gedankenmuster in Richtung eines gewohnheitsmäßig positiven Denkens umprogrammieren, denn das macht wirklich einen Unterschied.

Interessant finde ich, dass ich sehen kann, wenn ich die Aura eines Menschen anschaue und ihn holographisch betrachte, wie Drogen und Medikamente die Licht-Emission verändern. Das liegt daran, dass Drogen und Medikamente, ganz gleich, welcher Art, die Biophotonen-Emission des Körpers verändern. Wenn ich jemanden anschaue, der eine toxische Chemotherapie macht, verdunkelt sich mein Bild völlig, wie wenn sich dicke Wolkenschichten vor meine Augen geschoben hätten. Sogar einfache rezeptfreie Medikamente verändern die Körperchemie und meine Fähigkeit, klar zu sehen, was im Körper eines Menschen passiert. Die gute Nachricht ist: Auch wenn Sie Medikamente nehmen müssen, können Sie durch Ihre Intention, Ihren mächtigsten Verbündeten, trotzdem Ihre Heilung unterstützen.

Fernheilung und Heilung in Anwesenheit des Patienten haben beide mit Licht-Emission zu tun. Das von den Absichten eines Menschen abgestrahlte Licht bewegt sich nicht auf normale Weise fort. Die Verbindung funktioniert vielmehr auf eine komplexe Weise, indem das Informationsfeld beeinflusst wird, das wir miteinander teilen. Der Vorgang geschieht augenblicklich und erfordert keine Bewegung durch den Raum (siehe Abbildung 15).

Seit ich studiere, mache ich hauptsächlich kurze Behandlungen. Schmerzen verschwinden normalerweise recht schnell nach ein paar Sitzungen. So kam beispielsweise jemand mit einem gebrochenen Finger auf mich zu. Er war im ersten Semester und hatte zum Zeitpunkt unserer Kontaktaufnahme schon zehn Unterrichtstage verpasst. Der Chirurg hatte den Finger mittels eines Stiftes gerichtet, dabei aber aus Versehen einen Nerv eingeklemmt. Der eingeklemmte Nerv tat dem

Studenten höllisch weh. Der Arzt, der das Problem gar nicht bemerkte, verschrieb ihm Schmerzmittel, die ihn aber so müde machten, dass er an seinen Kursen nicht teilnehmen konnte.

Als ich mir den Studenten anschaute – was ich mittels eines Fotos tat, denn er wohnt über tausend Kilometer entfernt –, sah ich, dass der Stift einen Nerv eingeklemmt hatte. Der Nerv zeigte sich mir als weißes Licht, und ich sah ihn pulsieren. Pulsierendes weißes Licht zeigt pochende Schmerzen an. Ich konnte auch sehen, dass das weiße Licht des Nervs um einen Bereich neben dem Stift herumfloss. Mit Hilfe meiner Intention setzte ich Energie ein, um den Nerv umzuleiten. Nach einer Behandlung war der Student schmerzfrei, und als die Schmerzmittel aus dem Organismus ausgeschieden waren, ging er wieder zum Unterricht.

Die moderne Medizin besitzt bis jetzt noch keine Technik, Nerven so detailliert zu untersuchen, wie diese Situation es erfordert hätte. Ich gehe hinein und sehe das Nervensystem holographisch. Wo das Problem liegt, ist sofort klar, weil ich den Schmerz, der von seinem Ursprung wellenförmig in alle Richtungen strahlt, energetisch sehe. Oder bei dem Studenten mit dem gebrochenen Finger gelang es mir, den Nerv zu beruhigen und ihn in eine neue Position zu bringen. Der Student spürte meine Behandlung; er beschrieb es als „Kribbeln überall" – als wenn er eine Wunderkerze neben die Hand gehalten hätte. Er berichtete, er sei sofort nach der Behandlung eingeschlafen, obwohl er keine Schmerzmittel genommen hatte, und am nächsten Morgen, immer noch ohne Tabletten, ging es ihm gut.

Störungen durch elektromagnetische Frequenzen

Vor kurzem hatte ich ein sehr interessantes Erlebnis mit Auren und elektromagnetischen Frequenzen. Ich besuchte das „Institute of Noetic Sciences" (IONS) im kalifornischen Petaluma, und Dr. Dean Radin, der wissenschaftliche Leiter des Instituts, zeigte mir die Forschungslabors. Am meisten interessierte mich ein Faradayscher Käfig, der für parapsychologische Zwecke gebaut worden war. Nach seinem Erfinder, dem Physiker Michael Faraday benannt, war der erste solche Käfig 1836 gebaut worden. Durch eine Art Abschirmung soll er den Fluss elektromagnetischer Wellen verhindern. Weil im Inneren keine elektromagnetischen Wellen sind und daher auch kein elektrisches Feld, war er für das Studium elektrischer Phänomene sehr nützlich. Obwohl nicht für die parapsychologische Forschung gedacht, zu der er heute am IONS genutzt wird, erweist er sich doch als sehr nützlich in diesem Bereich.

Meine Eltern und ich gingen also mit Dr. Radin in ein derartiges Zimmer, und die Tür schloss sich hinter uns. Es war unglaublich. Zum erstenmal sah ich, wie eine Aura aussieht, wenn sie nicht von unerwünschten elektromagnetischen Frequenzen bombardiert wird. Die Auren sahen sauber aus, ohne irgendwelche Ecken und Kanten oder statisch wirkende Texturen. Jede Aura, die ich bis dahin gesehen hatte, hatte zerfranst ausgesehen. Diese ständige Einwirkung elektromagnetischer Frequenzen (EMF), also der magnetischen Energie überall um uns herum, war mir bisher nicht klar gewesen. Es war eine ziemlich überraschende Offenbarung. Da ich noch nie die Gelegenheit gehabt hatte, eine Aura in dieser jungfräulichen Form zu sehen, wusste ich auch nicht, was ich erwarten sollte. Ich bin begeistert von den Möglichkeiten, die im Faraday-Käfig stecken, und ich hoffe, dass ich bald einmal testen kann, wie effektiv Heilung in einem Faraday-Käfig wirkt. Ich frage mich zum Beispiel, ob eine Behandlung von Angesicht zu Angesicht im Käfig wirkungsvoller wäre, weil ich die Aura so viel klarer sehe. Und ich frage mich, ob diese Klarheit der Aura nicht auch die Effizienz einer Fernheilung beeinflussen würde.

Seit diesem Erlebnis ist mir klar, was für eine enorme Wirkung EMF auf Gesundheit und Wohlbefinden haben. Vor ein paar Jahren ließ ich einmal meine Gehirnaktivität testen. Ich wollte wissen, ob meine Gehirnwellen-Aktivität sich verändert, wenn ich mit dem Ziel der Heilung auf das Hologramm eines Menschen zugreife. Ich bekam eine Kappe mit Elektroden und Kabeln aufgesetzt, mit der die Gehirnaktivität bei meinem Zugriff auf ein fremdes Hologramm gemessen werden sollte. Die Idee kam mir wunderbar vor – bis der schwache Strom und damit das Magnetfeld eingeschaltet wurde. Sofort fühlte ich mich unbehaglich und unter Druck. Ich fand keinen Weg, in diesem aufgewühlten Zustand zu irgendetwas oder irgendjemandem Zugang zu finden. Ich bekam auch sofort Kopfschmerzen und konnte mich nicht mehr konzentrieren. Das Ende des Tests kam keinen Moment zu früh. Während des gesamten Tests war ich zu nichts fähig gewesen, weil ich solche Qualen litt. Ich hatte noch den ganzen Nachmittag Kopfschmerzen.

Meine physische Reaktion auf den elektrischen Strom überraschte mich selbst. Mir blieb nur die Schlussfolgerung, dass ich sogar auf sehr schwachen Strom empfindlich reagiere, wenn er auf meinen Kopf einwirkt. Ich machte mir Sorgen, ob vielleicht meine Verbindung zum Feld darunter gelitten haben könnte, aber es waren nur kurzfristige negative Auswirkungen.

Ich habe festgestellt, dass ich mich nicht gut fühle, wenn ich mich in der Nähe von Hochspannungsleitungen aufhalte, und sei es auch nur kurz. Ich spüre auch immer mein Handy, weil ich an der Stelle, wo ich es trage, Taubheitsgefühle bekomme. Ich meine, dass die vielfältigen Formen von Elektrizität in unserer modernen Welt uns alle in Mitleidenschaft ziehen. Anscheinend bin ich einfach nur etwas sensibler als der Durchschnitt, was die Wirkungen elektromagnetischer Frequenzen angeht.

Im Allgemeinen scheint das Ausmaß an Störungen durch elektromagnetische Frequenzen, dem wir ausgesetzt sind, kein großes Problem zu sein, wenn ich Aura-Untersuchungen mache. Wir haben uns alle an ihr Vorhandensein gewöhnt.

Bestimmt haben elektromagnetische Frequenzen einen Einfluss auf die Aura und vielleicht auch auf die Wirksamkeit einer Heilung. Ich freue mich darauf, das irgendwann einmal untersuchen und vergleichen zu können.

Wann haben Sie zum erstenmal eine Aura gesehen?
Ich konnte dieses Leuchten, das in verschiedenen Farben um die Lebewesen tanzt, immer schon sehen. Als ich klein war, wusste ich, dass Menschen im Fernsehen anders sind als Menschen, die ich leibhaftig sehe, weil ich die Aura der Menschen auf dem Bildschirm nicht sehen konnte. Wenn wir irgendwohin fuhren, war ich immer der Erste, der im Gebüsch oder am Straßenrand Tiere sah, weil ich ihre Aura wahrnahm.

Ist die Aura eine der verschiedenen holographischen Ansichten eines Menschen?
Die Aura ist kein holographisches Bild. Die Aura ist vielmehr das Licht, das vom Körper eines Menschen abgestrahlt wird und über den physischen Körper hinausgeht.

Haben Pflanzen auch Auren, und wenn ja, wie zeigen sie sich Ihnen?
Ja, alle Pflanzen haben eine farblose Aura. Die Energie, die sie umgibt, kann sich als klare, schimmernde Aura zeigen. Intuitiv weiß ich, dass sie das ist, denn ihnen fehlen die intensiven Emotionen, die alle Tiere haben. Das soll nicht heißen, dass sie keine Emotionen haben, aber die Bandbreite an Emotionen, die zur Tierwelt gehört, erleben sie nicht.

Wird Energie von Gedanken beeinflusst?
Ja, Energie wird von Gedanken beeinflusst, weil Gedanken eine Form von Energie sind. Ich bin in der Lage zu sehen, wie jeder Gedanke durch Licht angestoßen wird und ihm unmittelbar biochemische Reaktionen folgen. Wenn Sie

einen Gedanken haben, feuern Neuronen, dadurch wird Licht emittiert. Viele Dinge werden durch Gedanken beeinflusst. Auf der Quanten-Ebene werden Quantenteilchen von Gedanken beeinflusst. Unsere Gedanken beeinflussen Dinge auf der mikroskopischen Ebene und strahlen in die makroskopische Ebene hinein, weit jenseits unseres Bewusstseinshorizontes.

Sie haben gesagt, Harmonisierung des Lichts sei die Definition für das Leben schlechthin. Könnten Sie das etwas näher ausführen?

Im Grunde synchronisieren Licht-Emissionen das Leben selbst. Diese Synchronisation des Lichts hält die Organisation des Lebens aufrecht. In einem vielzelligen Organismus arbeiten alle Zellen durch synchronisierte Licht-Emission zusammen. Jeder vielzellige Organismus, auch ein einzelliger Organismus, ist auf Licht angewiesen für ein harmonisches Funktionieren, dass alles koordiniert bleibt.

Welche Rolle spielt die genetische Veranlagung bei der Entstehung einer Krankheit?

Wenn Sie zu einer gewissen Störung genetisch veranlagt sind, müssen Sie versuchen, die Risikofaktoren zu meiden, die ihren Ausbruch begünstigen. Ob die Störung ausgelöst wird, wird jedoch von Ihren Gedanken und Absichten maßgeblich beeinflusst. Wenn Sie sich Sorgen machen, ob Sie diese Krankheit bekommen, intendieren Sie sie damit noch nicht, aber dass Sie daran denken, hat vielleicht dasselbe Ergebnis. Die DNS ist lichtempfindlich und reagiert schnell auf Licht (siehe Abbildung 16), also hat das von Ihren Intentionen emittierte Licht einen Effekt. Wenn Sie ständig daran denken, wird das von diesen Gedanken emittierte Licht die Wahrscheinlichkeit erhöhen, dass das Problem auftritt oder Sie die Krankheit bekommen. Die DNS ist dynamisch.

WAS WIR AUS DEM LEBEN MACHEN

KAPITEL 5

Bewusstsein

Unser Bewusstsein als Energie scheint spontane
„Gedankenbrücken" zum Feld zu erzeugen.

ADAM

Nach meiner Vision des Vogels wurde ich jedes Mal, wenn mir eine Frage in den Sinn kam, mit riesigen Mengen dazu passender Informationen bombardiert. Natürlich hatte ich viele Fragen zum Thema Bewusstsein, vor allem, wie es mit Gesundheit und Heilung zusammenhängt. Wir alle schaffen in unserer Rolle als Beobachter unsere eigene Realität. Daraus folgt, dass unsere persönliche Gesundheit und Heilung Teil dieser Beobachtung sind. Unser individuelles Bewusstsein bestimmt, wie wir mit jeder Erfahrung umgehen. Indem wir das Wesen des Bewusstseins besser verstehen, sind wir besser gerüstet, bestimmte Fragen zu beantworten wie: Was ist meine Rolle im Universum? Wie kann ich meine neue, heilsame Realität schaffen? Indem wir auf das Feld jenseits von Zeit und Raum zugreifen, sind wir alle in der Lage, unsere Gesundheit entsprechend unseren Intentionen zu beeinflussen.

Das Netz gegenseitiger Verbundenheit – das Informationsfeld – enthält jedes mögliche Ereignis, Vergangenheit, Gegenwart und Zukunft. Aus diesen potenziellen Ereignissen erschafft der Beobachter seine oder ihre Realität. Durch den Akt des Beobachtens erzeugt jeder von uns eine Ordnung, ein Muster. Unsere Gedanken, Worte und Taten sind Ausdruck dessen, was wir als unsere Realität empfinden. Unsere Realität ist völlig subjektiv. Objektivität ist unmöglich, da wir schlicht schon dadurch, dass wir etwas beobachten, es beeinflussen. Es gibt keinen Weg, diese theoretische objektive Realität irgendwie zu verstehen oder zu beobachten, ohne sie subjektiv zu machen. Um reine Objektivität zu erreichen, müssten wir ein Ereignis von außerhalb des Universums beobachten. Deshalb sind alle unsere Wahrnehmungen irgendwie einseitige Meinungen – das heißt subjektiv.

Das Muster, wie ein Mensch die Dinge im Leben betrachtet, ist das direkte Ergebnis seiner oder ihrer Erfahrungen im Leben. Die Art und Weise, wie wir ganz individuell Informationen filtern und für unsere eigenen Zwecke weiterverarbeiten, macht unser individuelles Bewusstsein aus. Es ist das Fundament unsere Individualität, obwohl das eigene individuelle Bewusstsein sich auch auf alles erstreckt, worauf man im Netz zugreift.

Die Filter in unserem Bewusstsein haben sich durch alle unsere Erfahrungen im Leben entwickelt. Wenn wir zum Beispiel aufgrund von Erfahrungen in der Vergangenheit anderen nicht trauen, werden wir aktuellen Ereignissen mit Misstrauen und Skepsis begegnen. Bei einem meiner Workshops traf ich einmal eine Frau, die sagte, sie sei unfähig zu freundschaftlichen oder intimen Beziehungen. Sie fand, dass sowieso jeder nur „an sich denkt", und die Erfahrungen der Vergangenheit hatten sie gelehrt, niemandem zu trauen. Wenn wir andererseits in der Vergangenheit befriedigende Beziehungen hatten, werden wir für neue Möglichkeiten dieser Art empfänglicher sein. (Wie wir diese Filter im Hinblick auf die Verbesserung unserer Gesundheit verändern können, erläutere ich in Kapitel 6, im Abschnitt „Die eigene Einstellung ändern".)

Bewusstsein ist alles, was wir mittels unserer fünf Sinne und des intuitiven sechsten Sinnes als real erkennen. Das individuelle Bewusstsein kann man sich auch vorstellen als ein Bewusstsein des eigenen Selbst, das uns mit dem universalen Feld des kollektiven Bewusstseins verbindet. Auf diese Weise sind wir mit allem und jedem im Universum verbunden. (Zum Ende dieses Kapitels erläutere ich das Thema kollektives Bewusstsein etwas ausführlicher.)

Was war zuerst? Das Universum? Das Feld? Oder das Bewusstsein? Darüber können wir nur spekulieren. Wie ich in Kapitel 2 erwähnt habe, entstand das erste Materie-Teilchen aus Energie-Fluktuationen. Das Bindeglied zwischen Energie-Fluktuationen ist das Informationsfeld, man kann also sagen, das Feld ging dem Urknall voraus. Es ist möglich, dass auch das Bewusstsein vor dem Urknall existierte. Wenn dem so wäre, dann wäre es nicht so komplex gewesen, wie es heute ist, da es keine Materie gab, zu der es hätte eine Beziehung aufbauen können. Das Bewusstsein hätte lediglich als Wahrscheinlichkeit in einem Meer von Energie existiert.

Gibt es irgendeine lenkende Instanz außerhalb von uns? Werden unsere bewussten Gedanken von irgendeiner äußeren Macht gelenkt? Theologisch gesprochen: Gibt es einen Gott? Wer und was und ob überhaupt unsere Gedanken determiniert sind, ist sicher diskussionswürdig (und ich führe das Thema in Kapitel 7 weiter aus). Manche sagen, dass wegen unseres reflektierenden Bewusstseins und unserer Suche nach Sinn die Vorstellung eines Gottes naheliegend ist. Viele beziehen sich auf das kollektive Bewusstsein ihrer jeweiligen Religion, wie etwa Gott, Allah oder Jehova, und betrachten es als Bewusstsein von allem im Universum, wie es mit allem interagiert und sich gegenseitig beeinflusst. Den meisten großen Religionen zufolge existierte das Bewusstsein schon vor dem Urknall.

Ich möchte die theologische Debatte anderen überlassen. Ich möchte hier beschreiben, wie in meinen Augen die Neuronen des Gehirns Information verarbeiten. Das Gehirn organisiert Informationen so, dass sie für die betreffende Person verfügbar und nützlich sind. Es tut das, indem es Informationsfrequenzen in eine Resonanzform bringt, die wir nutzen können. Unbewusste Gedanken sind das Ergebnis von Informationen, die die Gehirn-Neuronen spontan aus dem Feld aufgreifen. Aufgrund dieser zufälligen Information beurteilt das Gehirn, was wichtig ist, und schickt diese Information als Entscheidungsgrundlage an das bewusste Denken.

Sie empfangen ständig Informationen aus dem Universum. Der Prozess läuft spontan ab, und ständig filtert Ihr Gehirn diese unendliche Menge an Informationen, die durch Sie hindurchströmt. Ihr Gehirn ist ein komplexes Gewebe aus Neuronen mit Signalen und Reaktionen. Wie Sie einlaufende Informationen interpretieren, hängt davon ab, wie Ihr Gehirn das Wichtige vom Unwichtigen unterscheidet. Diese Entscheidung hängt mit Ihren Erfahrungen im Leben zusammen: Ihre Erfahrungen determinieren, welche Information für Sie wichtig ist und welche nicht.

Das Gehirn ist das physische Organ des Denkens. Das Gehirn filtert Information; das Denken verarbeitet sie. Die Individualität des Denkens liegt darin, wie ein Mensch auf ganz einzigartige Weise Informationen aus dem Feld interpretiert, die wir alle empfangen. Sogar dann, wenn wir alle dasselbe Ereignis erleben würden, wird es in jedem Kopf anders interpretiert. Jeder von uns sieht nur, was er aufgrund von Erlebnissen aus der Vergangenheit zu sehen erwartet. Die restlichen Informationen, die wir empfangen, bleiben als unbewusster Strom ungenutzter Daten im Hintergrund.

Jeder greift zu verschiedenen Zeiten verschiedene Informationen auf. Der Prozess ist dynamisch. Welche Informationen das Gehirn aufgreift und wie, verändert sich laufend im Zusammenhang mit unserer Umgebung. Wenn die Situation zum Beispiel laut und chaotisch ist, ist es für uns unmöglich, jeden Vorgang und jedes Geräusch aufmerksam zu verarbeiten. Wenn die Umgebung ruhiger ist, können wir uns auf eine Sache nach der anderen konzentrieren.

Es gibt sogar in ein und derselben Person viele Frequenz-Ebenen – man könnte auch Bewusstseins-Ebenen sagen. Ihr Gehirn unterscheidet diese verschiedenen Frequenzen andauernd. Wenn Sie schlafen, tun Sie das in einer bestimmten Frequenz. Wenn Sie wach sind, arbeiten Sie auf einer anderen Frequenz. Und wenn Sie meditieren, arbeiten Sie wieder auf einer anderen Frequenz. Diese verschiedenen Frequenzen ermöglichen es Ihnen, auf verschiedenen Wegen Verbindungen zum universalen Energiefeld herzustellen, aber immer innerhalb Ihres eigenen Frequenzspektrums. Messvorgänge sind dafür eine gute Analogie. Man kann einen Gegenstand aus verschiedenen Blickwinkeln und Abständen beschreiben. Oder man kann ihn in Kategorien von Gewicht oder Dichte charakterisieren. All das sind Aspekte desselben Gegenstandes und stellen ihn einfach auf verschiedene Weise dar. All diese Frequenzen sind Schwingungen auf subatomarer Ebene und Teil eines komplexen Schwingungsgefüges. Auf bestimmten Frequenzen sind bestimmte Informationen verfügbar, auf anderen wiederum andere. Es gibt keine Hierarchie der Schwingungen, keine höheren oder niedrigeren, einfach nur *verschiedene*.

In Ihrem Gehirn gibt es Millionen Neuronen, jedes mit seiner speziellen Frequenz, die es uns ermöglicht, mehrere Gedanken gleichzeitig zu prüfen. Wenn Sie verschiedene Neuronen auf verschiedenen Frequenzen haben, dann sind Sie gleichzeitig an mehrere verschiedene Klassen von Information angeschlossen. Deshalb ist es Ihrem Gehirn möglich, mehrere Gedanken gleichzeitig zu verarbeiten. Diese Fähigkeit zur Multi-Fokussierung – auch Multi-Tasking genannt – ist in unserer schnelllebigen Zeit ganz zentral. Wenn wir in einem veränderten Bewusstseinszustand sind, etwa einem meditativen Zustand, sind mehr Neuronen auf derselben Frequenz. Das versuchen wir in einem ruhigen, meditativen Zustand zu erreichen. Das lässt weniger Interaktion mit eintreffenden Informationen zu.

Wir sind in der Lage, enorme Mengen an Information zu empfangen, aber unsere Fähigkeit, sie zu decodieren, ist begrenzt. Stellen Sie sich vor, Sie wären, anstatt sich wie gewöhnlich auf die spezifischen Informationen zu konzentrieren, die Sie selektiv nach Bedarf verarbeiten, sich ihrer gesamten Umgebung bewusst – jedes Geräusch, jeder Anblick, jeder Geruch, jeder Geschmack, jede Berührung würde in allen Details weiterverarbeitet. Stellen Sie sich vor, was das bedeuten würde. Zu jedem Zeitpunkt haben wir eine begrenzte Zahl von Neuronen zur Verfügung, um diese Information zu decodieren, also brauchen wir einen auf unseren Bedarf hin abgestimmten Selektionsprozess. Das ist unser Bewusstsein.

Viele meinen, das Bewusstsein sei allein im Gehirn angesiedelt. Aber jedes Atom, jede Zelle, jedes subatomare Teilchen im Körper besitzt als Resultat seiner Verbindung zum Feld irgendeine Form von Bewusstsein. Jede unserer Zellen kann auf ihre Umgebung reagieren und unabhängig von der Gesamtheit des Körpers leben und sterben. Die Zelle trifft all diese funktionalen Entscheidungen aufgrund ihres Zellgedächtnisses. Erfolgreiches Verhalten wird wiederholt und erfolgloses Verhalten wird nicht wiederholt.

Das Gehirn ist fähig, jede Zelle im Körper auf eine Resonanzfrequenz zu koordinieren und sie so zu organisieren, dass sie zusammenarbeiten. Wenn sie auf einer gemeinsamen Energiefrequenz sind, dann können Sie sich wirksamer mit dem Feld verbinden. Wenn Zellen miteinander in Resonanz sind, können sie als Gesamtheit arbeiten, statt als separate Teile. Wenn Sie an etwas Vergangenes denken, stellt Ihr Gehirn eine ganz bestimmte Verbindung zu dem Frequenzmuster her, aus dem sich die Erinnerung an das Ereignis zusammensetzt. Das Gehirn kann aus dem Feld eine enorme Datenmenge herausgreifen und sie aufbereiten, so dass wir davon nicht überwältigt werden. Es tut das, indem es die einströmenden Informationen zu einem Muster anordnet, das wir begreifen können, und benachrichtigt entsprechend die anderen Zellen.

Um noch einmal das Teich-Beispiel zu gebrauchen: Das universale Energiefeld ist wie ein großer Teich, und die Menschen sind darin das Kräuseln der Wellen. Der Brennpunkt jedes individuellen Bewusstseins liegt im Ursprung jeder einzelnen Welle. Jedes Mal, wenn Sie einen Gedanken denken, bildet dieser eine Brücke zu einer Information. Sie müssen sich vorstellen, der Gedanke greift nach einer Information in einem gemeinsamen Bewusstseinsfeld – dem Teich. Indem er sich diese Information greift, beeinflusst er etwas anderes (die Information), die auch in diesem Feld ist, und verursacht eine Welle im Teich. Diese Welle löst einen Domino-Effekt aus.

Denken Sie sich jedes individuelle Bewusstsein als Kieselstein. Mit jedem Gedanken wird Ihr Stein (der Ihre Einmaligkeit repräsentiert) in den Teich geworfen. Jeder Ihrer Gedanken wird vom selben Stein repräsentiert. Die Gedanken eines anderen sind ein anderer Stein, der ebenfalls eine Welle verursacht, wenn er in den Teich geworfen wird. Alle Wellen im Teich interagieren. Alles verbindet sich mit allem anderen.

Wir stellen ständig Verbindungen her, ob wir es wissen oder nicht. Von unserem subjektiven Standpunkt aus stellt jeder von uns Verbindungen her, die aufgrund unserer Persönlichkeit und unserer Erkenntnisse einzigartig sind. Jede Erfahrung im Leben ist subjektiv und beruht auf unserer – den sensorischen Input nutzenden – Wahrnehmung der Realität. Vom wissenschaftlichen oder objektiven Standpunkt aus sind unsere Gedanken reine Energie. Während also jeder lebendige Organismus sich auf einmalige Art mit dem Feld verbindet – das heißt, jeder schließt sich auf einer anderen Frequenz an –, ist die Energie immer dieselbe.

Wenn Sie gestorben sind und ins nächste Leben eintreten (die Vorstellung der Reinkarnation bespreche ich ausführlich in Kapitel 8), ist Ihre Energie oder Ihre Essenz, derselbe Kieselstein, aber in einem anderen Körper. Ihre Frequenzmuster sind das Resultat von Licht-Emissionen ähnlich denen in Ihrem letzten Leben. Sie sind dieselbe Energie und dieselben Schwingungen; Sie wohnen einfach in einem anderen Körper. Und während Sie dieselbe ursprüngliche bewusste Energie sind, entwickelt sich diese Energie ständig weiter. Sie verändert sich nicht nur, wenn Sie sterben; sie hat sich von Anfang an ständig verändert. Alle Materie zapft immer wieder dieses Feld an und entwickelt sich ständig weiter.

Wenn wir mit der Information, die wir empfangen, nichts anfangen können, ist es möglich, dass vielleicht jemand anderes sie für uns dekodieren muss. Das heißt, dessen Bewusstseins-Punkt oder dessen Gehirn dekodiert die Information, und dann interagiert seine oder ihre Welle im Teich mit unserer. Das ist ein natürlicher Informationsfluss. Wir können Informationen über jedes organische oder anorganische Ding im Universum – einen Vogel, eine Pflanze, einen Stein – aufnehmen, weil sie an dasselbe Feld angeschlossen sind. Das erfordert Übung. Wir sind komplexer als ein Stein, weil wir Energie und Gedankenmuster aktiv, dynamisch und intentional steuern.

Der Energiefluss als Information und unser Zugang dazu verändern und entwickeln sich ständig weiter. Bei fortschreitender Evolution werden wir alle in der Lage sein, auf Information im Feld leichter zuzugreifen. Unsere intuitiven Fähigkeiten wachsen in dem Maße, wie sich unsere Fähigkeit entwickelt, auf sie zu hören. Ich nenne das „Einstimmen". Die meisten haben das schon mehr oder weniger erlebt und kennen es als Intuition. Sie empfangen unbewusst ständig Information in der Form von Eingebungen, Ideen oder Bildern. Visuell veranlagte Menschen neigen dazu, Bilder zu empfangen; wer eher auditiv veranlagt ist, hört vielleicht Stimmen. Die Daten, die Sie empfangen, kommen nicht nur von Ihnen selbst und Ihrem Körper, sondern sind auch von anderen ausgestrahlte Information. Im Grunde strahlen alle Gegenstände – belebte und unbelebte – tatsächlich Information aus.

Sich auf diese Daten einzustimmen und sie zu entschlüsseln ist ein Überlebensmechanismus. Zum Beispiel haben Sie so ein Gefühl, Sie sollten dies oder das nicht essen, und dann stellt sich heraus, es ist giftig oder Sie sind dagegen allergisch. Ich habe schon immer gewusst, dass ich keine Kiwis essen sollte, obwohl ich noch nie eine versucht hatte. Als ich ungefähr acht Jahre alt war, machte mein Vater Milchshakes für meine Schwester und mich. Er tat Kiwis hinein, ohne es mir zu sagen, weil er wusste, ich würde gar nicht erst davon probieren, wenn ich wüsste, dass Kiwis drin sind. Er dachte, meine Abneigung gegen Kiwis sei grundlos. Ich hatte den Milchshake gerade eine Minute im Magen, da begann mein Gesicht zu jucken und anzuschwellen. Schon als kleines Kind hatte ich also Kontakt zu der Information gehabt, ich solle keine Kiwis essen.

Bewusstes und Unbewusstes zur Deckung bringen

Wie ich bereits erwähnt habe, ist es wichtig, dass Ihre bewussten und unbewussten Gedanken und Absichten synchron laufen. Wenn Sie sagen: „Ich weiß, dass ich es schaffe", sorgen Sie dafür, dass dieser Gedanke mit der unbewussten Stimme tief in Ihnen im Einklang ist.

Dieses Synchronisieren bewusster und unbewusster Gedanken ist eine Fertigkeit, die man durch Übung kultivieren kann. Es ist wie Klavierspielen. Mit der stärkeren Hand eine

Melodie zu spielen ist nicht weiter schwierig. Mit der anderen Hand die Begleitung hinzuzufügen scheint zuerst nahezu unmöglich. Man hat das Gefühl, man muss gleichzeitig zwei verschiedene Dinge tun. Durch Übung wird diese Koordination beider Hände zur zweiten Natur.

Um Ihr bewusstes und unbewusstes Denken zu schulen, müssen Sie sich Ihrer unbewussten Gedanken bewusst werden. Eine Übungsstrategie ist, das Denken zur Ruhe zu bringen. In dieser Ruhe fragen Sie dann nach Informationen über unbewusste Blockaden und warten ruhig auf Antworten. Dann intendieren Sie ganz bewusst, die unbewussten Blockaden fallen zu lassen. Machen Sie das regelmäßig. Ihr Ziel, in Ihren Absichten Harmonie zu schaffen, wird Ihre Visualisierungen wirkungsvoller machen.

Ein gutes Beispiel für das Koordinieren bewusster rationaler Gedanken mit intuitivem Wissen ist auch das Golfspiel. Beim Golfen, wie bei jedem Sport, muss man sich auf zahllose Details konzentrieren, während man sich gleichzeitig erlaubt, einfach nur das eigene Interesse an diesem Spiel zu fühlen. Wenn ich anderen beim Golfen zugeschaut habe, sah das Spiel immer ganz einfach aus. Es konnte doch nicht so kompliziert sein, einen Schläger zu schwingen und einen kleinen weißen Ball zu treffen. Während meiner ersten Golfstunde ließ mich der Lehrer den Schläger mit einem ganz bestimmten Griff halten, mich in einer ganz bestimmten Entfernung zum Ball hinstehen, meinen einen Fuß eine ganz exakte Position einnehmen; dann musste ich den Schläger auf eine ganz bestimmte Weise hinter mich bringen, während ich mich auf eine ganz bestimmte Weise drehte. Dann sagte der Lehrer so etwas wie: „Jetzt wird es ganz einfach". Ich musste mich nur entspannen und schwingen. Im Grunde sagte er: „Du hast jetzt alle Informationen und die klare Absicht, den Ball richtig zu treffen; jetzt geh aus dem Weg und lass dein Unbewusstes machen."

Der unbewusste Zustand: Koma

Ich habe schon mit vielen Menschen, die im Koma lagen, kommunizieren können und wunderbare Erfolge erzielt. Bei der Arbeit mit Menschen im Koma ist allerdings der Zeitfaktor entscheidend. Unmittelbar nach einem Trauma ist das Körpergedächtnis in den Licht-Emissionen immer noch ausgeprägt. Ich sehe die Biophotonen-Emission ganz klar, und das macht ihre Stimulation einfacher. Das Licht verblasst mit der Zeit, was die Rückgängigmachung der Verletzung erschwert. Die nachlassende Intensität der Biophotonen-Emission ist wie das Verblassen einer Erinnerung. Nach diesem Zeitpunkt muss der oder die Betroffene jede vergessene Fertigkeit, beispielsweise kommunikative oder kognitive Techniken, neu lernen. Die neuronalen Bahnen (siehe Abbildung 17) übertragen nicht mehr, wie zuvor, Informationen sofort. Je mehr Zeit ins Land geht, desto schwieriger wird eine Heilung, obwohl sie nicht unmöglich ist. Neuronale Bahnen können sich regenerieren, aber es braucht Energie und Zeit.

Wenn ich die Behandlung eines im Koma liegenden Menschen vorbereite, bitte ich die Angehörigen, mir neuere Fotos der Familie sowie von netten Anlässen und Feiern zu schicken. Der Grund ist, dass der Mensch im Koma die Menschen auf dem Foto erkennt und wieder zu Bewusstsein kommen will, um dabei sein zu können. Auch alle Details des Unfalls sind willkommen, einschließlich der genauen Umstände der Verletzung. Mit diesen Informationen fange ich an, den im Koma liegenden Menschen bezüglich des Geschehenen auf den neuesten Stand zu bringen. Das löst manchmal einen Weckruf aus.

Bei der Behandlung komatöser Menschen ist mir auch folgender Faktor aufgefallen. Ich habe gesehen, dass sie die Botschaften, die ich schicke, ohne irgendeine Bewertung aufnehmen: Sie verarbeiten sie genau wie jede andere eintreffende

Information. Ich muss mir keine Sorgen machen, dass ihre Weltanschauung oder die Erfahrungen der Vergangenheit sich störend einmischen, weil sie nichts aktiv herausfiltern, was sie nicht zu brauchen meinen. Der Teil ihres Gehirns, der ihre bewusste Aufmerksamkeit steuert, funktioniert nicht richtig. Dieser Teil filtert normalerweise alle eintreffenden Informationen und ebnet sie ein zu dem, was im jeweiligen Moment als notwendig angesehen wird.

Eine Teenagerin, mit der ich arbeitete, hatte einen Frontalzusammenstoß überlebt. Sie war bewusstlos, und zuerst war es nicht sicher, ob sie überleben würde. Dann stand ihre Familie vor der nächsten Hürde: Man sagte ihnen, sie würde im Fall ihres Überlebens schwere Hirnschäden davontragen. Glücklicherweise kontaktierten mich ihre Eltern sofort nach dem Unfall. Ihre Mutter war eine aktive Heilerin, und ihr war klar, was beim Energieheilen vor sich ging.

Obwohl die Tochter im Koma lag und verbal nicht auf mich reagieren konnte, begriff sie doch meine telepathisch gesendeten Informationen. Ich setzte durch Fernheilung so viel Energie wie möglich ein, wobei ich mich auf ihr Gehirn und die durch den Aufprall verursachte Blutung im Schädelinnern konzentrierte. Ich half dem Mädchen energetisch, die Blutung zu stoppen, und nach einigen Behandlungen konnte ich sehen, wie entlang der neuronalen Bahnen in ihrem Gehirn Licht aufsprühte. Es war klar zu sehen, dass sie aus dem Koma aufwachte. Die Ärzte sagten ihren Eltern, dass sie geistig immer noch schwer behindert sein würde, aber ich sah, dass sie gesund werden würde. Ein halbes Jahr nach dem Unfall ging sie auf die Universität.

Der Vater einer anderen Teenagerin kontaktierte mich unmittelbar, nachdem sie fast zwanzig Meter tief gestürzt und hart mit dem Kopf aufgeschlagen war. Wie durch ein Wunder überlebte sie. Sie hatte jedoch ausgedehnte Kopfverletzungen, und die Ärzte rechneten mit einem schweren Hirnschaden oder sogar mit dem Hirntod.

Ich fing sofort mit einer Fernheilung an, wobei ich ihr Gehirn mit so viel Energie wie möglich durchströmte. Ich konzentrierte mich darauf, ihre intrakranielle Blutung zu stoppen, und versuchte, die Neuronen wieder zum Feuern zu bringen. Ihr Vater saß während der ersten Behandlung an ihrem Bett. Das Mädchen lag im Koma und bewegte sich nicht. Sofort mit Beginn der Behandlung flatterten ihre Augenlider. Diese erste Bewegung seit dem Unfall zeigte ihm und mir, dass ein entscheidendes sich Einlassen auf diese Heilung erreicht worden war.

Zurzeit der zweiten Behandlung konnte ich in ihrem Gehirn eine gewisse Licht-Aktivität feststellen, also bombardierte ich ihr Gehirn weiter mit Energie. Es war mir klar, dass ihre Neuronen sich schnell regenerierten und reaktivierten.

Die Krankenhausärzte ließen der Familie wenig Hoffnung auf die Gesundung des Mädchens. Sie berichteten, den Tomographien zufolge sei die Hälfte des Gehirns bereits tot. Es schien sicher, dass die linke Körperhälfte gelähmt bleiben würde, und auch für die rechte Seite rechnete man mit Behinderungen. Das waren natürlich niederschmetternde Nachrichten. Aber ich war anderer Meinung als die Ärzte, denn was ich energetisch sah, war eine steigende elektrische Aktivität in ihrem Gehirn. Sie kam zurück.

Nach einigen Behandlungen sah ich, dass das Mädchen sprechen wollte und mit Hilfe einer kleinen Energie-Stimulation es auch konnte. Während der Behandlung konzentrierte ich mich auf ihre Sprache, und sie begann zu reden. Ihre ersten Worte richteten sich an ihre Großmutter. Sie hielt sie am Arm und sagte: „Was ist passiert?" Es war kein Wunder, dass sie das fragte. Es ist extrem frustrierend für Verletzte, wenn sie merken, dass sie sich nicht mitteilen können, vor allem dann, wenn sie eigentlich ihre Gefühle zu dem traumatischen Vorfall ausdrücken müssten. Es war für das Mädchen eine große Erleichterung, dass diese Einschränkung beseitigt wurde. Da sie sowohl ihre mentalen Fähigkeiten wie auch ihre Bewegungsfähigkeit zurückgewann, ging es ihr immer besser. Einen Monat nach dem Unfall konnte sie im Bett aufrecht sitzen, konnte essen, mit Besuchern sprechen und Physiotherapie machen. Sie hatte keine Lähmungen.

Mit jungen Menschen zu arbeiten macht Mut, weil ihr Potenzial zur Regeneration nach Verletzungen enorm ist. Ihre Physis ist jugendlich und kräftig, und häufig kommt eine offene Geisteshaltung dazu. Man hat oft schneller Erfolg als bei der Arbeit mit älteren Menschen.

Manchmal kann ich mit einem komatösen Menschen Verbindung aufnehmen, aber er oder sie ist nicht in der Lage, in einen bewussten Zustand zurückzukehren. Wie das Leben sich aus der Sicht eines Menschen im Koma anfühlt, kann ich nur vermuten. Das, was wir für einen normalen Bewusstseinszustand halten, muss für sie unendlich weit weg sein. Es wirkt so, als würden sie ganz tief schlafen und könnten nicht aufwachen.

Bei einer Frau, die seit einem Autounfall fünf Jahre im Koma gelegen hatte, machte ich einmal eine Fernheilung. Ihr kleiner Junge war bei dem Unfall unverletzt geblieben. Während ich die Behandlung machte, saß die Familie an ihrem Bett. Telepathisch schickte ich ihr Bilder davon, was seit dem Unfall passiert war, dazu ein aktuelles Foto von ihrem Sohn, das die Familie mir geschickt hatte. Als ich ihr die Bilder schickte, liefen ihr die Tränen herunter. Sie begriff, aber sie konnte einfach nicht aufwachen.

Über dreißig Jahre war ein Mann nach einem Autounfall im Koma gelegen. Seit einem Alter von nicht einmal zwanzig Jahren hatte er keine Lebenszeichen mehr gezeigt und war mittlerweile fünfzig. Aus einer Entfernung von über dreitausend Kilometern schickte ich ihm telepathisch Bilder, und seine Familie berichtete, er scheine sich daran zu freuen: Er lächelte und schien angestrengt zu lauschen, als höre er seine

Lieblingsmusik. Sein Vater war begeistert, als der Mann ihm ins Gesicht lächelte. Er war nicht in der Lage, das Bewusstsein wiederzugewinnen, aber bei dieser liebevollen Reaktion wurde seiner aufopferungsvollen Familie warm ums Herz. Seine Familie berichtete auch, er habe sich während der Behandlung mehr bewegt als in all den dreißig Jahren zusammen.

Die Familie eines Mannes, der während einer Gehirn-operation ins Koma gefallen war, nahm Kontakt mit mir auf. Nach sechs Monaten im Krankenhaus hatte er das Bewusstsein immer noch nicht wiedererlangt. Ich bat die Familie, während meiner Behandlung bei ihm zu bleiben, damit sie jede Veränderung während dieser Fernheilung berichten konnten. Genau in dem Moment, wo ich mit der Behandlung begann, öffnete er die Augen und war bei Bewusstsein und ansprechbar. Sehen konnte er immer noch nichts, da es so lange her war, seit er zuletzt seine Augenmuskeln gebraucht hatte. Während dieser Behandlung lenkte ich so viel Energie wie möglich in ihn, und ich sah Funken in seinem Gehirn, als ob die Energie ihn stimulierte. Manchmal sieht es danach aus, als würde die Behandlung Ergebnisse zeitigen, und doch verblasst bald nach der Behandlung das Licht wieder oder schwindet ganz. Nur bei einer zweiten Behandlung kann ich feststellen, ob das Gehirn genügend aktiviert worden ist, um mit eigenem Licht zu feuern.

Am nächsten Abend machte ich eine weitere Fernheilung und konnte feststellen, dass der Mann in seinem Gehirn eigenes Licht produzierte. Wieder saß die Familie während der Behandlung an seinem Bett, und sie berichteten, er könne diesmal etwas sehen. Seit dieser Zeit hat der Mann einen meiner Workshops besucht, und seine Familie ist begeistert, dass er wieder bei ihnen ist.

Das Bewusstsein der Tiere

Manche Menschen tun sich schwer zu akzeptieren, dass auch nicht-menschliche Organismen ein Bewusstsein besitzen. Die Vorstellung, dass Bewusstsein etwas Besonderes ist, was den Menschen vorbehalten bleibt, ist ziemlich arrogant. Zum Bewusstsein gehört ganz wesentlich eine bestimmte Perspektive, und aus der Perspektive eines Tieres gesehen ist es selbst wichtiger als Sie oder ich.

Obwohl ich die Absichten meiner Katze regelmäßig telepathisch lese, habe ich von ihr noch nie eine in der Art empfangen, dass sie den tieferen Sinn des Lebens suchen würde; aber das heißt nicht, dass sie kein Bewusstsein hat. Bewusstsein heißt einfach, sich der eigenen Gegenwart bewusst zu sein. Ich bin sicher, dass meine Katze sich ihrer Gegenwart bewusst ist. Dass sie sich nicht auf dieselbe Weise mitteilen kann wie ein Mensch, heißt nicht, dass sie ohne bewusstes Gewahrsein ist.

Alle lebenden Geschöpfe arbeiten auf derselben Wissensbasis und innerhalb desselben Kommunikationssystems wie wir. Ihre Zellen kommunizieren durch subtile Licht-Energie so wie unsere, und sie sind mit allen anderen Tieren und uns auf dieselbe Weise verbunden. Größere Tiere haben aufgrund ihrer größeren Anzahl von Zellen, die mit dem Datenfluss synchronisiert werden muss, mehr Informationen als kleinere. Je höher entwickelt das Tier, desto komplizierter ist die Information, da sie sowohl emotionale als auch physische Daten enthält.

Tiere sind sich der Informationen, die sie aus dem Feld empfangen und verarbeiten, sehr eindringlich bewusst. Ihr Bewusstsein wird gewöhnlich als „Instinkt" bezeichnet. Der Mensch hat im Laufe der Zeit gelernt, die meisten instinktiven Information zu ignorieren und sich darüber hinwegzusetzen. Stattdessen neigen wir dazu, uns auf unsere bewusste Programmierung zu konzentrieren, wozu die sozialen Konstrukte von Zeit und Raum gehören, die wir über uns selbst, unsere

Arbeit und unsere Beziehungen gelernt haben. Tiere empfangen Information aus dem Feld und handeln danach. Was sie verarbeiten, ist eine pure, unverfälschte Orientierung, frei von dem analytischen Wirrwarr, den die Menschen haben. Das Feld hat zu aller Zeit jedem Organismus einen strukturierten Informationsfluss geliefert.

Die Katastrophenhelfer, die bei dem Tsunami am 26. Dezember in Asien als erste vor Ort waren, waren verblüfft, dass keinerlei Delfine, Wale oder sonstige Meerestiere angeschwemmt worden waren. Viele Tiere schafften es, dieser Naturkatastrophe zu entkommen, weil sie Gefahren auf eine Art spüren können, die außerhalb der fünf Sinne des Menschen liegt. Es wurde berichtet, dass alle Elefantenführer von der Katastrophe verschont blieben, weil sie ihren Elefanten nachrannten, die auf höher gelegenes Gelände flüchteten. Viele Menschen wurden ohne eigenes Zutun gerettet, weil sie ihren Hunden auf höher gelegenes Gelände folgten. Wenn ein Tier ein Alarmsignal empfängt, übernimmt der Instinkt die Kontrolle und stellt alles andere zurück; der „Kampf-oder-Flucht-Überlebensimpuls" erhält Vorrang. Tiere empfangen instinktiv klare Botschaften hinsichtlich dessen, was sie zum Überleben tun müssen, und sie zögern nicht bei der Ausführung. Dieser Instinkt ist ähnlich wie die Signale, die die Bewegungen eines Fischschwarms koordinieren, wenn sie alle gleichzeitig kehrtmachen und vor einer Gefahr fliehen. Jeder Fisch bekommt im gleichen Moment dieses Signal.

Eine Katastrophe vom Ausmaß des Tsunami in Asien strahlt ein Alarmsignal von enormer Energie in große Entfernungen. Das Tierreich hörte auf das Alarmsignal, das man beschreiben könnte als ein im Feld entstandenes kollektives Bewusstsein aufgrund resonierender Information. Menschen in der Nähe, die für die störenden Energiemuster sensitiv waren, die von einem Erdbeben ausgehen, müssen Kopf- oder Magenschmerzen gehabt oder sich sonst wie unwohl gefühlt haben. Aber diese Gefühle wurden angesichts der vielen Verpflichtungen und Ablenkungen ihres Alltags und wegen des sozialen Drucks, der sich über solche Bauchgefühle hinwegsetzt, wahrscheinlich abgetan.

Wahrscheinlich kennen Sie Ihre eigenen Körpersignale besser, als Sie denken. Jeder kennt den Bereich seines Körpers, der den Preis für zu viel Anspannung bezahlt. Bei manchen sind es Nackenschmerzen. Anderen wird flau im Magen oder sie bekommen Migräne. Was auch immer das Übel ist und wo es zuschlägt, wir können lernen, unsere eigenen Signale zu kennen. Hören Sie auf Ihre innere Stimme, die die Form eines körperlichen Signals hat. Dann handeln Sie gemäß dieser Information, statt sich darüber hinwegzusetzen.

Unsere Verbindung zu Tieren kann genauso bedeutend sein wie unsere Verbindung zu Menschen. Vor einiger Zeit schickte mir ein Mann ein Foto von einem seiner Rennpferde. Es war krank gewesen und der Tierarzt konnte nicht herausfinden, warum. Aus Neugier, weil ich noch nie mit einem Pferd energetisch Kontakt gehabt hatte, schaute ich mir das Foto an. Ich erkannte, dass das Pferd etwas gefressen hatte, was ihm nicht bekommen war, denn sein Magenbereich strahlte außergewöhnlich viel Licht aus. Außerdem bemerkte ich, dass der vordere Rücken des Pferdes problematisch leuchtete. Ich sagte dem Besitzer, was ich sah. Er berichtete, dass das Pferd sich ein paar Monate zuvor beim Herumtollen verletzt hatte und das Magenproblem sich vielleicht mit einer kürzlich erfolgten Futterumstellung erklären ließe. Der Besitzer informierte den Tierarzt, und das Pferd wurde entsprechend behandelt. Kurz danach teilte mir der Besitzer in einer E-Mail mit, dass das Pferd wieder an Wettkämpfen teilnehme.

Das hat mir gezeigt, dass man sich mit Tieren auf dieselbe Weise wie mit Menschen nicht-lokal verbinden kann. Ich konnte mit Hilfe eines Fotos auf das Hologramm des Pferdes genauso einfach zugreifen wie auf das eines Menschen, und die Aura und die Licht-Emissionen waren dieselben.

Kollektives Bewusstsein

Innerhalb der Einheit des universalen kollektiven Bewusstseins ist jede(r) von uns einzigartig. Obwohl jede(r) von uns eine unterschiedliche Energiefrequenz, eine andere Schwingungsebene hat, sind wir im Grunde alle eins: ein universales kollektives Bewusstsein, das sich aus dem gesamten Frequenzspektrum zusammensetzt. Jeder lebende Organismus (nicht nur Menschen) ist ein Teil davon. Alles, sogar anorganisches Material, ist zu einem einzigen bewussten Netz der Energie verwoben. Nicht-lebendige Substanzen sind allerdings nicht so dynamisch wie lebendige Systeme. Lebendige Organismen haben durch den Austausch von Information eine viel komplexere Verbindung. Der Grund dafür ist ein ständiges chemisches Ungleichgewicht. Das bedeutet, dass alle Biochemikalien ständig neu abgestimmt werden müssen, und das ist das Hauptmerkmal des Lebens überhaupt. Nur im Tod erreicht ein lebendiger Organismus einen Gleichgewichtszustand.

Zellen und komplexen Organismen, zum Beispiel Menschen, ist es möglich, sich an die Schwingungen der Umwelt anzupassen. Beim Heilen ist das ganz entscheidend, um alle Zellen zur Zusammenarbeit anzuregen. Jede Zelle in unserem Körper hat ihre eigene Frequenz. Wenn alle unsere Zellen im Einklang arbeiten, bilden sie im Kollektiv eine gemeinsame Frequenz. Während der Gruppenbehandlungen in meinen Workshops erreichen die Teilnehmer, nachdem die Auren miteinander verschmolzen sind, eine gemeinsame Frequenz: Alle Frequenzen verschmelzen miteinander zu einem kohärenten Energie-Resonanz-Muster, und wir alle sind mit einer gemeinsamen Frequenz in Resonanz. Es ist, als ob ich ein Orchester dirigieren und aus dem Chaos musikalischer Noten Harmonie erschaffen würde. Alle individuellen Informations-Hologramme verschmelzen zu einem kollektiven Hologramm. Das kollektive Hologramm fungiert als ein Gruppenbewusstsein mit heilenden Intentionen. Wenn ich eine Fernheilung durchführe, stimme ich mich auf die Frequenzen eines anderen Menschen ein, um zu der einzigartigen Verbindung dieses Menschen mit dem Feld intentional eine Verbindung herzustellen. Wie bereits erwähnt, mache ich das mit Hilfe eines Fotos, das es mir ermöglicht, zu der Frequenz dieses Menschen Verbindung aufzunehmen und von da aus auf die holographischen Datenbestände dieses Menschen zuzugreifen. Wenn ich meine Intention auf einen entfernten Menschen konzentriere, verbinde ich mich mit dem Hologramm dieses Menschen und dekodiere daraus Informationen, die hinsichtlich Gesundheit und Heilung verwertbar sind. Das erlaubt es mir, es zu verändern und die Gesundheit des oder der Betreffenden positiv zu beeinflussen. Mit „dekodieren" meine ich das Übersetzen der empfangenen Information in eine verständliche Form.

Es ist wichtig zu erkennen, dass unser Bewusstsein über unsere individuellen Körpergrenzen hinaus- und in ein kollektives Bewusstsein hineinreicht, das uns mit allem, was sich im Feld befindet, verbindet. Je umfassender der Blickwinkel dieser Verbindung ist, desto mehr Information enthält sie. Es ist wie eine Kamera, deren Blende man größer stellt. Wir bekommen die größere Perspektive des Gesamtzusammenhangs, einen umfassenderen Blick.

Wenn bewusstere Wesen mit der gleichen zielgerichteten Intention verbunden sind, bildet sich in unserem kollektiven Bewusstsein eine stärkere Bindung. Diese Synchronizität des Gruppenbewusstseins kann durch ein gemeinsames Ziel, eine gemeinsame Absicht gestärkt werden. Die wunderbaren Möglichkeiten, die die Zukunft bereithält, werden aus allen vorstellbaren positiven Resultaten ausgesucht. Ich glaube, das ist dasselbe Prinzip, das uns irgendwann helfen wird, ein echtes globales Bewusstsein zu schaffen. Stellen Sie sich vor, was alles möglich ist, wenn Millionen Menschen auf der Welt ihre Auren miteinander verschmelzen. Wenn wir davon reden, dass die Welt eine höhere Bewusstseinsebene erreicht, dann ergibt diese sich daraus, dass viele Menschen ihre Frequenzen zu einem kohärenten Energie-Resonanz-Muster verschmelzen. Energie wird zur Resonanz einer einzigen, einheitlichen, bewussten Intention. Die Erkenntnis, dass wir alle eins sind, wird die Welt heilen.

Ich glaube, dass das Bewusstsein stets komplexer wird, indem das kollektive Bewusstsein immer schneller höhere Ebenen erreicht. Den Menschen wird bewusst, wie das Bewusstsein funktioniert, und sie nutzen es besser. Sie manipulieren willentlich ihre intuitiven Fähigkeiten, um auf Information zuzugreifen, und entwickeln dadurch eine stärkere Intuition, bessere mentale Telepathie und gesteigerte Selbstheilungsfähigkeit. Bewusstheit erleichtert es den Menschen, sich mit dem Feld zu verbinden. Wenn jemand ganz gezielt auf seine Intuition achtet, wird es ihm oder ihr leichter fallen, Verbindung zum Feld aufzubauen.

Jeder von uns ist einzigartig im Hinblick auf die spezifische Art und Weise, wie er oder sie jeweils auf das Informationsfeld zugreift, aber der Vorgang ist bei allen derselbe. Jemand, der zum Beispiel schneller denkt als jemand anders, stellt schneller eine Verbindung her, oder jemand, der mehr über ein spezielles Thema oder ein Ding nachdenkt als andere, hat eine stärkere Verbindung zu dieser Informationsfrequenz. Die kombinierte Energie unserer Interessen, Fähigkeiten und Neigungen ist unsere spezielle Essenz, könnte man sagen. Was wir ins Auge fassen und wofür wir uns interessieren, gibt uns ein umfassenderes Bild davon, was uns ausmacht. Es definiert unsere Einmaligkeit – die Essenz unserer Energie.

Unser nächster Bewusstseinsschritt ist das globale Bewusstsein, wo wir alle verstehen, dass das, was einem von uns hilft, allen hilft. Erst dann können wir begreifen, dass die Heilung des Planeten daraus entsteht, dass wir uns selbst heilen. An dieser Evolution können wir aktiv mitwirken, indem wir begreifen, dass der Einfluss unserer Intentionen weit über unseren Bewusstseinshorizont hinausreicht. Individuelles Bewusstsein, kollektives Bewusstsein, globales Bewusstsein und universales Bewusstsein sind dasselbe. Hier oder dort gibt es nicht. Alles ist hier und dort. Vorher oder nachher gibt es nicht. Alles ist.

Könnten Sie etwas genauer ausführen, wie unsere Intention zur konkreten Manifestation im Leben führt, zum Beispiel, wenn man einen Parkplatz oder einen Job sucht?
Indem Sie die Absicht haben, einen Job zu finden – oder einen Parkplatz –, interagieren Sie mit dem Feld. Sie sind ein Teil des kollektiven Bewusstseins. Dieses kollektive Bewusstsein kann Ereignisse auf eine Weise beeinflussen, die wie Zufall aussieht. Dennoch ist das kollektive Bewusstsein die Interaktion des Bewusstseins eines jeden lebendigen Organismus und bringt ähnliche Energiemuster miteinander zur Deckung.

Hat das kollektive Bewusstsein aller Organismen im Universum die Tendenz, Ereignisse zu beeinflussen?
Ja, obwohl der Einfluss nicht dramatisch ist, sondern eher subtil. Ereignisse werden in ganz kleinem und scheinbar zufälligem Maßstab beeinflusst. Schauen Sie einmal auf Ihr Leben zurück und denken Sie an alle Situationen, wo Sie Zufälle bemerkt haben. Sie werden das Gefühl bekommen, dass Dinge aus bestimmten Gründen passieren. Was mit dazu beitrug, die Ereignisse so zu ordnen, dass Zufälle entstanden, ist dieses kollektive Bewusstsein.

Innerhalb dieses kollektiven Bewusstseins aller Köpfe, wie würden Sie da den Geist eines Individuums beschreiben – mein Denken, Ihr Denken? Sind wir irgendwie individualisiert?
Ja und nein. Die kombinierten Intentionen aller Einzelpersonen funktionieren als ein Bewusstsein. Dieses Bewusstsein wiederum beeinflusst alles andere, während wir zusammen

ein Netz von Verbindungen bilden. Stellen Sie sich vor, Sie werfen eine Handvoll Kieselsteine in einen Teich. Obwohl die Welle jedes einzelnen Steins nur einen Ausgangspunkt hat, verbinden sich alle Wellen und beeinflussen sich auf zahllose Arten und Weisen. Die Wellen werden eins. Man könnte also sagen, in dem Moment, wo wir andere beeinflussen, verlieren wir unsere Individualität. Jeder Mensch und jedes Ding beeinflusst andauernd alles. Und doch bleiben die Ausgangspunkte bestehen.

Ist das kollektive Bewusstsein Vergangenheit, Gegenwart und Zukunft?
Es ist auf dem Laufenden, wobei die Vergangenheit definitiv gewissen Einfluss hat und die Zukunft einfach eine Reihe verschiedener Wahrscheinlichkeiten ist. Wenn man Informationen über ein zukünftiges Ereignis anzapft, dann zapft man Wahrscheinlichkeiten an. Alle Wahrscheinlichkeiten befinden sich im Feld.

KAPITEL 6

Emotionen und Lebenseinstellung

Emotionen können für Sie oder gegen Sie arbeiten. Sie selbst entscheiden, welche Wirkung sie haben.

ADAM

Ich bin schon oft gefragt worden, was die letztendliche Ursache für Krankheit ist. Ist sie emotional, physisch, spirituell oder karmabedingt? Alle diese Aspekte können bei einem gesundheitlichen Problem zusammenwirken. Emotionen spielen eine wichtige Rolle, eine, die wir beeinflussen können.

Jeder reagiert anders auf Ereignisse und Erfahrungen. Jeder erlebt eine gewisse Bandbreite zwischen glücklichen und traurigen Emotionen. Es ist gesund, diese emotionale Bandbreite zu haben. Allerdings tragen gewohnheitsmäßige negative Gefühle oft zu physischer Krankheit bei. Viele Menschen, mit denen ich gearbeitet habe, haben bei ihren physischen Beschwerden eine sehr starke emotionale Komponente. In einer Vielzahl von Fällen ist das Problem ein emotionales: Im gesundheitlichen Problem manifestiert sich physisch ein drückender emotionaler Ballast.

Genauso wie Emotionen ein Gesundheitsproblem verschärfen können, können sie auch zur Linderung vieler Problematiken eingesetzt werden. Gebrauchen Sie Ihre Absichten, um Ihre Emotionen in die Richtung gesundheitlicher Besserung zu lenken. Ich habe festgestellt, dass manche Teilnehmer meiner Workshops Anzeichen von Depression zeigen. Wurzel der Depression können die physischen Beschwerden sein, oder die physischen Beschwerden manifestieren sich als Resultat der Depression. Wie der Fall auch immer liegen mag, Depression ist mit den eigenen Emotionen verflochten, und Emotionen sind vom physischen Körper nicht zu trennen. Es ist wichtig zu erkennen, dass wir Emotionen und unsere Reaktion auf sie beeinflussen können. Statt herausfinden zu wollen, welches Problem als erstes kam, und darauf Zeit zu verwenden, setzen Sie Energie lieber dazu ein, Ihr mentales und physisches Wohlbefinden zu steigern.

Ich sehe Depressionen als elektrostatische Energie-Flecken um Kopf und Schultern herum. Die Bereiche dieser Flecken blockieren den freien Energiefluss zum Gehirn und ins Nervensystem. Indem ein harmonisch strukturierter Energiefluss wiederhergestellt wird, flauen die Krankheitssymptome oder Beschwerden eines Menschen oft schnell ab. Einfach nur zu wissen, dass man eine gewisse Kontrolle hat, beeinflusst die eigene emotionale Perspektive positiv. Geistige und physische Gesundheit lassen sich weder in der Gesundheit noch in der Krankheit trennen.

Unsere Einstellungen zum Thema Gesundheit und Heilung sind der alles überragende Faktor für gesundheitlichen Erfolg. Was wir und wie wir über alle unsere Erlebnisse denken, spielt eine Rolle bei unserem Umgang mit Emotionen. Eine Frau, die ich kenne, kommt zu jedem meiner Workshops im Umkreis von 1500 Kilometern ihres Wohnortes. Als wir uns zum ersten Mal begegneten, hatte sie die finale Diagnose ihres Arztes in der Tasche: Ihr Bauchspeicheldrüsenkrebs hatte sich auf Lunge, Leber und Milz ausgebreitet. Sie war emotional am Boden zerstört. Seitdem hat sie, indem sie sehr sorgfältig die Übungen in meinen Büchern und Workshops praktiziert hat, erkannt, welchen Einfluss sie selbst auf ihre Heilung hat. Dass sie ihre Emotionen und Einstellungen reflektierte und veränderte, war ein bedeutender Faktor auf ihrem Weg zur Selbstverantwortung. Eine kürzlich durchgeführte Untersuchung ergab keine Anzeichen mehr für irgendein Problem in Lunge, Leber und Milz. Sogar der Bauchspeicheldrüsentumor ist geschrumpft. Die Gewissheit, dass sich durch ihr eigenes Handeln ihre Gesundheit verbessert hat, macht sie sehr stolz. Während die Workshops ihr helfen, sich weiter darauf zu konzentrieren und am Ball zu bleiben, hat sie nun das Gefühl, auf eigenen Füßen zu stehen. Sie strahlt Selbstvertrauen aus.

In diesem Kapitel finden Sie ein paar Schritte, die Ihnen helfen werden, Ihre Emotionen auf positive Art ins Gleichgewicht zu bringen. Das ist ein wesentliches Element jeder Heilung.

Was sind Emotionen, und welchen Zweck haben sie? Wie interagieren sie mit dem Informationsfeld? Emotionen sind Gefühle, die mit Absichten, Gedanken und Erinnerungen verknüpft sind. Der Prozess, den Emotionen auslösen, ist irgendwie zirkulär. Emotionen liefern den Treibstoff für Gedanken, von Gedanken. Eine Absicht, ein Gedanke, eine Erinnerung regt Neuronen zur Licht-Emission an – einer spezifischen Frequenz –, die sich dann an das Informationsfeld anschließt. Diese Verbindung zum Feld löst augenblicklich die Freisetzung von Biochemikalien aus; dies wiederum resultiert in der Manifestation einer spezifischen Emotion. Die geäußerte Emotion ist spezifisch für die jeweils emittierte Lichtfrequenz (jede unserer Emotionen hat eine vorprogrammierte Frequenz, die von Mensch zu Mensch leicht variiert), und diese wiederum hat eine spezifische Verbindung mit dem Feld. Die Manifestation der Emotion schließt den Kreis.

Obwohl Emotionen Ihre Intentionen antreiben und beeinflussen, setzen sie damit nicht Ihre Intention außer Kraft. Die Intention bleibt der primäre Mechanismus hinter einer Handlung. Ihre Intention aktiviert Neuronen im Gehirn, damit sie an andere Neuronen Impulse senden. Dies erzeugt ein elektromagnetisches Feld, das eine spezifische Resonanzfrequenz hat. Wenn Sie einen Gedanken denken, schwingt ein Neuron auf einer Frequenz, die es mit dem jeweiligen Teil des Feldes verbindet, der mit derselben Frequenz in Resonanz steht. Im Körper setzen die Emotion, die mit diesem Gedanken verbunden ist, und die unmittelbare Verbindung mit dem Feld Biochemikalien frei, die die Äußerung dieser Emotion antreiben. Aus der subjektiven oder Erlebnisperspektive fühlen Sie die Emotion als Empfindung; indem Sie sie fühlen, können die Menschen um Sie herum sie ebenfalls spüren oder beobachten, wie Sie ihr Ausdruck verleihen.

Emotionen und ihre entsprechenden Frequenzen sind komplex. Diese Komplexität liegt an den Variationen in der biologischen und chemischen Struktur eines Menschen. Die verschiedenen Messeinrichtungen, die wir im Moment haben, können Emotionen nicht messen. Wir versuchen, Verhaltensreaktionen zu messen, Atemfrequenzen, biochemische Pegel, das Erinnerungsvermögen. Trotz all dieser Messungen bleiben am wichtigsten die Einstellungen und Interpretationen, die wir an diese Daten herantragen. Wir haben mehr Einfluss auf diese Prozesse, als wir denken.

Manche Menschen glauben, dass emotional aufgeladene Intentionen und ihre Verbindung zum Feld bei der Erschaffung der persönlichen Realität eine überragende Rolle spielen. Daran ist viel Wahres, vor allem an der Vorstellung, dass wir unsere eigene Physiologie beeinflussen können. Sie werden dazu neigen, solche Dinge zu manifestieren, auf die Ihr Denken sich richtet. Ihre Einstellungen und Ihr Blickwinkel wird Sie nicht nur an das Feld anschließen, sondern auch beeinflussen, wie Sie in Ihrem Alltag handeln.

Emotionen können ein mächtiges Werkzeug der Heilung sein, wenn sie richtig eingesetzt werden. Sie sind der Treibstoff unserer Absichten, die physiologische Veränderungen aktivieren, von denen die biochemischen die bekanntesten sind. Jede Emotion löst die Freisetzung verschiedener Chemikalien aus. Bestimmte Biochemikalien haben entgegengesetzte Wirkungen und heben sich deshalb gegenseitig auf: Wenn ein Molekül sich an ein anderes mit entgegengesetzter Wirkung bindet, wird jeder Effekt, den eines dieser Moleküle alleine haben würde, aufgehoben. Das ist der Weg, auf dem wir jede unerwünschte Wirkung kontraproduktiver Emotionen neutralisieren können. Indem wir unsere Absicht darauf konzentrieren, auf Emotionen in einer ausgeglicheneren Art und Weise zu reagieren, können wir unsere biochemischen Systeme in ein gesünderes Gleichgewicht bringen. Dies ist ein ganz entscheidendes Element jeder Bewusstheit und Selbsterkenntnis. Es passiert nicht, indem man seine Emotionen unterdrückt, sondern indem man neue Reaktionen auf sie einübt. Ein paar praktische Schritte, die Sie in dieser Hinsicht machen können, finden Sie auf Seite 111 im Abschnitt „Fahrplan zur emotionalen Freiheit".

Weil Emotionen chemische Korrelate und spezifische Energiemuster besitzen, beeinflussen sie Ihre physische Gesundheit. Chemie und Energie des Körpers sind verwoben. Energie geht den chemischen Reaktionen voraus. Von der Energie her gesehen ist es für den Körper gesund, eine Bandbreite von Emotionen zu haben, da Ziel immer das Gleichgewicht ist. Es ist menschlich, ein breites Spektrum von Emotionen zu haben, statt womöglich andauernd ein Extrem an Wut, Traurigkeit oder Zufriedenheit zu erleben. Tatsächlich erleben wir auch nie nur eine einzige Emotion. Selbst wenn eine Emotion sehr intensiv ist, sind immer noch andere Emotionen dabei. Wir können während desselben Ereignisses Wut, Traurigkeit und Zufriedenheit fühlen. Wir alle entwickeln unser eigenes Spektrum an Emotionen, mit denen wir uns wohl fühlen. In dem Maße, wie wir wachsen und uns verändern, verlagert sich auch der Schwerpunkt unseres emotionalen Gleichgewichts.

In einem ethischen oder moralischen Sinn sind Emotionen weder gut noch schlecht, obwohl wir uns bei einigen wahrhaftig mies fühlen. Emotionen sind einfach ein Teil dessen, was wir sind. Sie kommen und gehen auf eine Art und Weise, die uns das Gefühl gibt, wir hätten wenig Kontrolle über sie. Aber wir haben viel Kontrolle. Unsere Gedankenmuster sind der Schlüssel zu unseren Gefühlen. Außerdem können wir ändern oder kontrollieren, wie wir auf unsere Emotionen reagieren. Wir können rational entscheiden, wie wir unsere Emotionen in einer ausgeglichenen Art und Weise bewerten und auf sie reagieren. Wichtig ist, sich der Emotionen bewusster zu werden, um zu erkennen, wie man sich tatsächlich fühlt. Dann können wir entscheiden, wie wir auf die Situation reagieren. Entscheiden Sie, was in diesem Moment Ihre Intentionen sind, und auf diese Weise können Sie Kontrolle ausüben.

Oft entstehen Gesundheitsprobleme dann, wenn ein Mensch in Negativität feststeckt. Negative Emotionen manifestieren sich als Unausgeglichenheit in der Aura, im Energiesystem. Das gesunde, fließende Muster der Licht-Emissionen wird verändert. Dieses Ungleichgewicht in der Aura ist ein Warnzeichen vor physischen Problemen. Es zeigt an, dass im Körper aufgrund von toxischen Gedanken und Emotionen schädliche chemische Veränderungen vor sich gehen. Bei emotionalen Problematiken wie etwa Depressionen ist es wichtig zu verstehen, dass man über seine Emotionen und seine Gesundheit Kontrolle ausüben kann.

Gravierende psychologische und emotionale Störungen nehmen in der Aura ganz bestimmte Formen an. Schizophrenie zeigt sich in der Aura gewöhnlich als ein träge wirkender Fluss von Licht-Energie, begleitet von Zacken im Kopfbereich, die zufällig auftauchen und wieder verschwinden. Als ich anfing, mit dieser Störung etwas gründlicher zu arbeiten, bemerkte ich ein ganz bestimmtes, energetisch dysfunktionales Muster. Die

Auslösung eines Gedankens, die ich als Lichtfunke im Gehirn sehe, entgleist, bevor sie den Weg hin zu einem vollständigen Gedanken zurückgelegt hat, und das sehe ich als Lichtmuster. Das Ergebnis sind Lichtfragmente, die in alle möglichen Richtungen davonschießen. Gedanken werden unterbrochen, bevor sie vollständig abgelaufen sind.

Wie ich bereits erwähnt habe, sehe ich Depressionen als Flecken eines elektrostatischen Energiemusters, ähnlich wie das Schneegestöber bei einem Fernseher, der auf keinen Sender eingestellt ist. Diese Flecken blockieren sehr wirkungsvoll den freien Fluss der Energie.

Weil Emotionen mit Absichten, Gedanken und Erinnerungen verknüpfte Gefühle sind, helfen sie uns sehr beim Abrufen von Erinnerungen. Wenn wir etwas erleben, bilden viele Neuronen eine Verbindung zu dem damit verknüpften Gedanken oder Gedankenmuster und emittieren Licht ganz bestimmter Frequenzen. Zu jedem Ereignis haben wir Gefühle oder Emotionen. Die Erinnerung an ein Ereignis löst gleichzeitig die damit assoziierten Emotionen aus. Aus diesem Grund kann man Emotionen sehr präzise zur Heilung einsetzen. Jede Emotion stellt eine starke Verbindung zu einer bestimmten Region des Feldes her. Indem Sie über Ihre dominanten Emotionen die Kontrolle haben, kontrollieren Sie die Informationen, zu denen Sie im Feld Verbindung haben. Dies wiederum bestimmt, welche Lichtfrequenzen in Ihrem Körper bestimmend bleiben, und konsequenterweise, welche Biochemikalien ausgeschüttet werden, um Ihre Gesundheit optimal zu beeinflussen.

Auch die Emotionen von anderen haben eine Wirkung auf uns und auf die ausgedehntere kollektive Energie einer Gruppe von Menschen. Darum sind Gruppenheilungen so wirkungsvoll: Die kollektiven heilenden Intentionen und Emotionen eines jeden in der Gruppe bilden den perfekten Rahmen für das Heilen.

Nehmen wir an, Sie fühlen sich ganz neutral und erleben keine starken Emotionen. Dann wird jemand im Raum wütend auf Sie. Nun gibt es einen Unterschied zwischen Ihrem emotionalen Zustand und dem des betreffenden Menschen. Als Folge daraus werden entweder Sie oder der andere oder Sie beide eine Verschiebung Ihrer Gefühle erleben. Sie werden vielleicht nicht unbedingt wütend, aber Sie spüren den Unterschied zwischen Ihrer Frequenz und der Frequenz des anderen. An diesem Punkt gibt es viele Möglichkeiten. Vielleicht werden Sie selbst wütend, mit dem Ergebnis, dass die Wut-Schwingung sich intensiviert. Oder Sie bewegen sich intentional auf die Ebene einer beruhigenden Frequenz, von wo aus Sie die Frequenz des anderen so beeinflussen könnten, dass er oder sie ruhiger wird. Irgendwann wird ein Gleichgewichtszustand erreicht sein. Die beiden Frequenzen werden sich ausbalancieren oder neutralisieren. Auf ähnliche Weise kann ein nicht-wütender Mensch, der einen Raum mit wütenden Menschen betritt, durch Ausstrahlung einer beruhigenden Emotion die Intensität der Wut neutralisieren. Dieses Gleichgewicht stellt sich automatisch ein, wenn eine andere Schwingung in das Umfeld eingebracht wird.

Emotionale Ausgeglichenheit

Es ist klar, dass Emotionen große Macht über die Gesundheit haben. Übernehmen Sie das Kommando über Ihre Emotionen. Nur Sie haben die Macht, das zu tun. Auf diese Weise können Sie emotional bedingte Probleme heilen. Jeder hat emotionale Problematiken aus der Vergangenheit, die um Themen wie Reue oder Vergebung in Beziehungen kreisen. Wie wir damit umgehen, prägt unser Alltagsleben. Die Vergangenheit ist vorbei: Wir müssen sie ruhen lassen, wenn wir nach vorne schauen. Wir leben im gegenwärtigen Moment und werden von unseren Intentionen geleitet, und die sind darauf gerichtet, die Zukunft aufzubauen.

Eine Frau, die ich einmal traf, war seit vielen Jahren geschieden und hatte den Kontakt zu ihrem einzigen Sohn verloren. Dadurch war sie emotional nicht mehr in der Lage, nach vorne zu schauen. Obwohl sie wieder geheiratet hatte und in einer stabilen, liebevollen Beziehung noch drei Kinder bekommen hatte, dachte sie dauernd an ihren Sohn. Was machte er? Was dachte und sagte er? Würde er die negativen Geschichten in Frage stellen, die er ihrer festen Meinung nach bestimmt über sie zu hören bekommen hatte? Würde er versuchen, sie ausfindig zu machen?

Vor einigen Jahren hatte sie auch Fibromyalgie entwickelt, eine schmerzhafte Störung, die Steifheit und Überempfindlichkeit der Gliedmaßen verursacht, und so kam zu ihrer psychischen Not auch noch physischer Schmerz. Sie besuchte einen meiner Gruppen-Workshops und entdeckte, dass sie in dem Maße, wie sie durch Anwendung positiver Intentionen Kontrolle über die physische Problematik gewann, auch die Sache mit ihrem Sohn zu verstehen begann. Sie übte sich in positivem Denken, indem sie sich vorstellte, ihren Sohn als jungen Erwachsenen zu treffen und ihn kennen und lieben zu lernen. Sie hatte das Gefühl, er würde das spüren und auf ihre positiven Absichten gleich positiv reagieren.

Ein Jahr später besuchte sie den nächsten Workshop bei mir. Unter Tränen erklärte sie mir, sie habe keine Schmerzen von der Fibromyalgie mehr. Und aus heiterem Himmel hatte ihr Sohn sie angerufen. Sie hatten sich getroffen und arbeiten nun gemeinsam die versäumten Jahre auf.

Um heilende Intentionen präzise auszustrahlen, ist es wichtig, positiv zu bleiben. Das ist nicht leicht, wenn man gerade erst eine negative medizinische Diagnose erhalten hat. Manche Leute haben mir erklärt, es sei ihnen absolut unmöglich, positiv zu bleiben. Aber nichts ist unmöglich.

Fangen Sie damit an, dass Sie sich vorstellen, eine positive Denkweise zu haben. Bemühen Sie sich bewusst, optimistisch zu sein, und es wird nicht lange dauern, bis es ihnen zur Gewohnheit geworden ist: Sie werden ganz natürlich so denken. Vergessen Sie nicht, sich lobend auf die Schulter zu klopfen, wenn Sie allmählich Veränderungen in Ihrer Sichtweise feststellen.

Fahrplan zur emotionalen Freiheit

Diese Übung wird Ihnen helfen, das Ausmaß zu verringern, mit dem Ihre emotionalen Schwierigkeiten aus der Vergangenheit auf Ihr tägliches Leben durchschlagen.

- Machen Sie eine Liste aller negativen Emotionen, um die Ihre Gedankenmuster gewöhnlich kreisen. Strengen Sie sich an, wirklich ganz gründlich zu graben, damit keine Emotion verschüttet bleibt.
- Unterstreichen Sie alle Themen, die Ihnen auffallen, und auch sich wiederholende Problematiken, für die es anscheinend keine Lösung gibt. Solche Probleme werden Sie an negativen Selbstgespräch-Sätzen erkennen, die Sie gewohnheitsmäßig benutzen, etwa: „Mit Beziehungen habe ich immer Schwierigkeiten."
- Nun schließen Sie die Augen und lassen die Probleme und sich wiederholenden Themen, die Ihnen aufgefallen sind, Revue passieren. Welche Vorstellungen verstärken Sie durch Ihr Selbstgespräch? Fragen Sie sich, warum Sie gewohnheitsmäßig diesen Gedanken haben. Wenn Sie zum Beispiel über Ihre Verwendung des Satzes „Mit Beziehungen habe ich immer Schwierigkeiten" nachdenken, sind Sie vielleicht nicht sicher, ob dieser Gedanke ein Ergebnis aus Ereignissen der Vergangenheit ist oder ob Ihre Realität durch Ihr negatives Denken beeinflusst wurde.
- Als Nächstes denken Sie darüber nach, wie die Sätze und Vorstellungen in Ihren Selbstgesprächen als positive Veränderungen ausgedrückt werden könnten. Die Probleme zu identifizieren ist nur der erste Schritt. Nun müssen Sie aktiv

daran arbeiten, sie zu modifizieren oder zu eliminieren. Der Satz „Mit Beziehungen habe ich immer Schwierigkeiten" lässt keinen Spielraum für eine positive Veränderung. Formulieren Sie ihn zu einem positiven Bezugsrahmen um, etwa: „Ich knüpfe positive Beziehungen zu anderen."

- Behalten Sie die Liste, und am nächsten Tag gehen Sie jede Emotion und jedes Thema einzeln durch und denken darüber nach.
- Denken Sie nach, was der Auslöser der negativen Emotion ist. Dann denken Sie nach, wie Sie auf den Auslöser auf eine gesündere Weise reagieren könnten. Wenn Sie sich laut oder im Selbstgespräch denselben alten Satz sagen hören: „Mit Beziehungen habe ich immer Schwierigkeiten", ertappen Sie sich. Prüfen Sie sich, wie es kommt, dass Sie Ereignisse mit dieser Aussage verknüpft haben, die Ihre negativen Gedanken und Emotionen verstärkt.
- Stellen Sie sich so realistisch wie möglich vor, wie Sie in dieser positiven Weise neu reagieren. Stecken Sie sich diese Reaktion als emotionales Gleichgewichts-Ziel. Stellen Sie sich zum Beispiel eine Szene vor, in der Sie einen neuen Menschen treffen, der viele Interessen mit Ihnen gemeinsam hat und zum Freund werden könnte. Bleiben Sie offen für neue Möglichkeiten, statt die alte Gewohnheit aufrechtzuerhalten, dass Sie die Tür zumachen, bevor Sie überhaupt gesehen haben, wer draußen ist.
- In dem Maße, wie Sie Ihre Reaktion darauf meistern, streichen Sie jede aufgelistete Emotion durch, mit der Sie sich befasst haben. Genießen Sie das Gefühl der Befriedigung und des Freiseins von Gedanken und Emotionen, die nicht in Ihrem Interesse sind.

Oder nehmen Sie statt Schwierigkeiten in Beziehungen Aggressionen im Straßenverkehr. In unserer Kultur, wo Zeit immer knapp ist, versetzen Aggressionen im Straßenverkehr viele in irrationale Wut. Das nächste Mal, wenn Sie einen Wutanfall bekommen, weil jemand Ihnen die Vorfahrt nimmt, atmen Sie tief durch, bevor Sie reagieren. Dann stellen Sie sich vor, dass der Mensch im anderen Auto es eilig hat, weil er zu einem Freund im Krankenhaus will, oder ein ähnliches Szenario, das das Verhalten moralisch entschuldigt. „Entschärfen" Sie den Auslöser, indem Sie Ihre Reaktion ändern.

Süchte und schlechte Lebensgewohnheiten

Unsere emotionalen Reaktionen sind eine Kombination aus zwei Faktoren: genetische Veranlagung und Umwelteinflüsse. Beide sind dynamische Systeme. Wir sind alle in verschiedenen Umgebungen aufgewachsen, Umgebungen, in denen unsere sich entwickelnden Gedanken und Emotionen von elterlichen Einflüssen und allem, was wir erleben, gelenkt werden.

Für manche Menschen lassen sich gesundheitliche Probleme teilweise durch die ersten emotionalen Erfahrungen erklären. In manchen Familien wird erwartet, dass Emotionen unterdrückt werden. Wenn Sie ein Junge waren, durften Sie vielleicht nicht weinen. Man hat Ihnen vielleicht gesagt, Sie sollten Dinge „hinunterschlucken" und „es wie ein Mann nehmen". Wir haben vielleicht gesagt bekommen, wir seien dumm, oder was wir brauchten und wünschten, stünde uns nicht zu, und so unterdrücken wir möglicherweise Gefühle der Scham, Minderwertigkeit oder Schuld. Süchte wie Alkoholismus, Drogen und Rauchen sind oft mit diesen verleugneten Emotionen verbunden. Und klar ist auch, dass physische Symptome und emotionale Reaktionen oft miteinander verflochten sind.

Süchte aller Art sind eine weltweite Epidemie geworden. Eine Sucht hat physische, chemische und emotionale Faktoren. Das Muster muss gebrochen und die Software zu Ihrem Vorteil neu programmiert werden. Auf lange Sicht hin ist es ganz gleich, was die Ursache der Situation ist, weil alle Ursachen miteinander verflochten sind. Wichtiger ist es, den Auslöser zu analysieren, damit Sie Ihre Reaktion revidieren können, um diese unerwünschten Impulse zu negieren. Wenn zum Beispiel Stress Ihre Sucht zu rauchen auslöst, probieren Sie Wege aus, einen speziellen Stressor abzubauen.

Wenn ein Elternteil eine negative Sichtweise hat, dann beeinflusst diese Energie alle anderen in diesem Haushalt. Weil das Kind dieses Verhalten beobachtet, entwickelt es schlechte emotionale Gewohnheiten. Dasselbe gilt für jede Gewohnheit, wie etwa Rauchen, Trinken oder unmäßiges Essen. Kinder können dem physischen Verhalten, das sie beobachten, nacheifern. Sie kommen vielleicht aus einer Familie, in der alle Erwachsenen geraucht haben. Sie können das entweder als Norm akzeptieren oder es auf der Basis dessen, was Sie anderswo gelernt haben, ablehnen. Dies sind emotional aufgeladene Umwelteinflüsse, die offensichtlich außerhalb unserer genetischen Veranlagung liegen. Übermäßiger Stress und schlechte Lebensgewohnheiten können tief eingefleischt sein. Man kann sowohl schlechte emotionale als auch schlechte physische Gewohnheiten haben.

Ihr Ziel ist es, emotional ins Gleichgewicht zu kommen und ausgeglichen zu bleiben, indem Sie Ihre Reaktionen neu einüben.

Schlechte Lebensgewohnheiten können oft die tiefer liegende Ursache für gesundheitliche Probleme sein. Machen Sie es zur obersten Priorität, jede Eigenheit zu registrieren, die zu schlechten Gewohnheiten beiträgt. Der erste Schritt ist, die Existenz eines Problems zuzugeben. Begreifen Sie, was Sie zu einer schädlichen Gewohnheit oder Reaktion geführt hat, damit Sie Ihre Reaktionen auf der emotionalen Ebene neu einüben können. Lassen Sie emotionale Themen Revue passieren, die an der Wurzel des Problems liegen. Wenn Sie sich zum Beispiel überessen, fragen Sie sich: Warum habe ich damit angefangen? Warum esse ich so, wo ich doch weiß, dass es ungesund ist? Meditation kann eine Konzentrationshilfe sein, mit der Absicht, die Antwort zu finden.

Nach vorne zu schauen ist nicht einfach. Als Erstes müssen Sie mit der Vergangenheit Frieden schließen. Begreifen Sie, warum Sie jetzt gerade vor dieser Herausforderung stehen. Lernen Sie daraus, damit Sie sie wirklich da lassen können, wo sie hingehört: in Ihre Vergangenheit, nicht in Ihre Gegenwart oder Zukunft. Welche Gefühle müssen Sie loslassen, um nach vorne schauen zu können? Müssen Sie sich selbst oder irgend jemand anderem verzeihen? Seien Sie ehrlich in Ihrer Selbstprüfung.

Ihre Gedanken, Emotionen, Worte und Verhaltensweisen bestimmen, welche Lichtfrequenz Sie ausstrahlen, und folglich alle Ihre biochemischen Reaktionen. Ihre Biophotonen-Emission reagiert auf Ihre Intentionen; Emotionen füttern Ihre Intentionen. Veränderung ist ein komplexer Prozess. Dennoch haben letztendlich Sie das Kommando. Gehen Sie einfach davon aus, dass Sie Ihre Emotionen beeinflussen *können*, um das Wohlbefinden zu erreichen, das Sie anstreben.

Die eigene Einstellung ändern

Wenn Sie Zweifel an Ihrer Fähigkeit haben, sich selbst zu heilen, müssen Sie daran arbeiten, Ihre Einstellung zu ändern. Es ist wichtig zu erkennen, dass wir alle Heiler sind. Auf diese Weise wird das Heilen entmystifiziert, weil ein jeder von uns sich seine Kraft zu Eigen macht. Wir müssen selbst die Verantwortung für unser Wohlbefinden übernehmen. Das Denken, unser Computer, muss wissen, dass wir es mit den Veränderungen nicht nur ernst meinen, sondern *tatsächlich* etwas verändern. Ehrliche und konsequente Selbstprüfung ist nicht einfach in unserer chaotischen modernen Gesellschaft, in der es so viele Ablenkungen und potenzielle Stressfaktoren gibt.

Viele von uns haben sich daran gewöhnt, für jede Schwierigkeit ein Patentrezept zu erwarten. Wenn es um unsere Gesundheit geht, erwarten wir, dass Tabletten uns helfen. Dieselbe Art von sofortiger Belohnung verbinden wir mit dem Besitz von Geld. Sogar ein Baby zu bekommen wird manchmal als Heilmittel für eine kaputte Beziehung angesehen. Wir suchen dauernd irgendwo anders eine sofortige Lösung unserer Probleme. Suchen Sie, wenn es Ihnen um Gesundheit und Heilung geht, nirgendwo als bei sich. Sie können etwas bewegen.

Wenn Sie mit Energieheilung anfangen, sollte es Ihnen nicht um ein Patentrezept gehen. Stellen Sie sich einmal vor, Sie bekommen Antibiotika verschrieben, die Sie zehn Tage lang viermal täglich nehmen sollen. Nach zwei Tabletten geht es Ihnen nicht besser, also nehmen Sie sie nicht mehr und verkünden, die Antibiotika würden nicht wirken. Dabei haben Sie die vorgeschriebene Einnahmezeit gar nicht eingehalten. Bei jeder Behandlung, ob konventionell oder alternativ, ist es wichtig, die Anweisungen zu befolgen. Es ist witzlos, das Resultat zu beurteilen, wenn man die Therapie gar nicht zu Ende gemacht hat.

Oder stellen Sie sich vor, Sie werden krank, nachdem Sie verseuchtes Wasser getrunken haben, also nehmen Sie alle Antibiotika, die der Arzt Ihnen verschrieben hat. Unmittelbar danach trinken Sie wieder Wasser aus derselben verseuchten Quelle. Das Ergebnis: Sie werden wieder krank. Ist die Therapie schuld, wenn Sie die Gewohnheiten nicht geändert haben, die überhaupt erst zu Ihrer Krankheit beigetragen haben? Behalten Sie das im Hinterkopf, während Sie Ihren Weg zur Heilung gehen, damit Sie nicht wiederholen, was das gesundheitliche Problem überhaupt erst erzeugt hat.

Wenn eine Krankheit uns trifft, ist es natürlich, dass wir uns Sorgen machen und Angst haben. Das erzeugt enorme Beklemmung. Familienmitglieder und enge Freunde spüren diesen Stress ebenfalls. Das kann zu weiteren Komplikationen führen, die die negative Wucht des gesundheitlichen Problems verstärken. Es könnte auch für wohlmeinende Familienmitglieder und Freunde schwierig werden, positiv eingestellt zu bleiben, auch wenn Sie selbst Veränderungen zum Besseren treffen wollen. Es ist sehr wichtig, dass die Menschen um Sie herum Sie unterstützen und ermutigen. Ihre Intentionen werden Sie beeinflussen. Seien Sie ehrlich, wenn Sie entscheiden, Verantwortung für sich selbst zu übernehmen. Sie kennen den Unterschied zwischen einer echten positiven Sichtweise und dem Beschönigen einer negativen Einstellung.

Erinnern Sie sich, dass Sie sich ändern können. Sie können Ihre Denkmuster verändern. Angst blockiert den Fluss hilfreicher Informationen, die gebraucht werden, um die Transformation in Richtung Wohlbefinden einzuleiten. Schauen Sie nach vorne und lassen Sie Zweifel und Ängste hinter sich.

Für Ihre Fähigkeit, Verantwortung für sich selbst zu übernehmen und Ihr Veränderungspotenzial zu entwickeln, ist Ihr Bildungsniveau unwesentlich. Ich habe schon mit vielen Menschen gesprochen, die in westlicher Schulmedizin gut ausgebildet waren und die Zweifel hatten, ob ein Mensch sich wirklich verändern kann, und denen es schwer fiel, ihre Einstellung zu ändern. Es ist wichtig, dass Sie wirklich spüren und wissen, dass die Veränderung kommt. Die Herausforderung besteht darin, zu vergessen, was wir gelernt haben, und uns an das zu erinnern, was wir vergessen haben.

Drei Schritte zu einer positiven Einstellung

• Entdecken Sie Ihre Einstellung gegenüber Veränderungen. Entscheiden Sie sich dafür, mit Veränderungen zu rechnen, dann heißen Sie sie willkommen und genießen Sie sie. Wie bei jeder Erfahrung im Leben gibt es eine direkte Beziehung zwischen dem, was wir investieren und dem, was wir herausbekommen. Seien Sie bereit, kontraproduktive Einstellungen zu modifizieren.

- Verzeihen ist ein Schlüsselelement, um negative Emotionen zu klären und kontraproduktive Einstellungen zu beseitigen. Dazu gehört, dass wir uns, aber auch anderen verzeihen. Die Fehler der Vergangenheit sollte man ruhen lassen. Geben Sie sich als Verzeihender die Erlaubnis, loszulassen.
- Leben Sie frei in der Gegenwart. Lernen Sie aus Erfahrungen der Vergangenheit und verwerfen Sie alle Sorgen um die Zukunft als „Un-Geschehnisse". Konzentrieren Sie Ihre Energien auf das Hier und Jetzt und machen Sie das Beste daraus. Was Sie jetzt tun, erschafft Ihre Zukunft. Richten Sie den Blick darauf, im gegenwärtigen Moment zu denken, zu fühlen und zu sein. Nehmen Sie die Herausforderung an.

Wir haben alle verschiedene Filter, durch die wir unsere Erlebnisse wahrnehmen. Manchmal blockieren diese Filter die eintreffenden Informationen so sehr, dass sie wie Scheuklappen wirken. Ich nenne das „intellektuelle Blockade", weil der oder die Betreffende in diesem Moment – bewusst oder unbewusst – für neu eintreffende Informationen nicht empfänglich ist. So jemand muss zunächst an seiner Selbsterkenntnis arbeiten, bevor er oder sie für Veränderung empfänglich ist. Statt über Veränderung nachzudenken, ist es wirkungsvoller, die Veränderung zu fühlen. Der nächste Schritt vorwärts ist die Gewissheit, dass man auf dem Weg zur Genesung ist. Das Denken ist durch Wort und Gedanke programmierbar, und der Körper folgt.

Wir alle haben Rezeptoren, die diese subtilen Energien empfangen können, aber sie müssen bereit sein, zu empfangen, in Verbindung zu treten, zu schwingen, während sie neue Informationen absorbieren. Sogar harmlose, unschuldige Ablenkungen können diese Einstimmung auf subtile Energien stören. Manche Menschen sind so fixiert auf ihre Lieblingssendungen im Fernsehen, dass keine anderen zum Zug kommen. Richtig anschauen können wir immer nur ein Programm, und indem wir es anschauen, blockieren wir wirkungsvoll alle anderen eintreffenden Informationen. Wir müssen bereit und willens sein, alte Gewohnheiten fallen zu lassen, damit wir die Chance haben, neu eintreffende Informationen zu empfangen und zu verarbeiten.

Eine Frau mit beeindruckender akademischer Qualifikation bat mich vor kurzem, eine Fernheilung zu versuchen. Sie hatte enorm viel zum Thema Alternativmedizin gelesen. Ich war verwirrt, weil die Behandlungen nur minimale Wirkung erzielten. Als sie mir zum dritten Mal erzählte, wie sie sich die Beschwerden vermutlich zugezogen hatte, dämmerte es mir. Sie sah sich offensichtlich als Opfer. Sie beschuldigte jemand anderen, für alle ihre gesundheitlichen Probleme verantwortlich zu sein. Aber ihre Opfermentalität half ihr nicht weiter. Vorwürfe unterminieren jede Eigenverantwortung. Eine Denkweise nach dem Motto „Ich gegen die anderen" ist nicht nur ein vergeblicher Versuch, sich von anderen abzugrenzen, sondern nimmt einem auch die Verantwortung aus der Hand. Aufgrund dieser Einstellung blieben der Frau nur kontraproduktive, negative Gedanken, die ihrer Selbstheilung in die Quere kamen.

Wenn Sie Ihre emotionalen Klärungen bewältigt und überholte Überzeugungen losgelassen haben, verlassen Sie Ihre rationale analytische Rolle und gehen weiter in Richtung eines bewussten Fühlens Ihrer Energie. Das Analysieren mit all seinem argumentativen Geschwätz erzeugt Widerstand gegen den natürlichen Fluss der Information als Energie. Lassen Sie einfach die Energie fließen.

Das Reisegepäck für den Weg zur Heilung

Der Umgang mit emotionalem und psychologischem Ballast kann eine abschreckende Aufgabe sein. Man kann sie auf relativ einfache Weise angehen, indem man sich vorstellt, man würde für die Reise in Richtung Heilung packen. Sie dürfen einen Rucksack mitnehmen, also wäre es klug, nur das Nötigste für unterwegs mitzunehmen. Prüfen Sie genau, was Sie einpacken. Seien Sie wählerisch. Nehmen Sie nur, was Sie brauchen. Alles, was Sie an Emotionen, Erinnerungen, Gedanken, Gefühlen nicht brauchen, lassen Sie zurück. Sehen Sie sie als Backsteine, die Sie nur belasten. Aus Backsteinen kann man zwar eine Mauer bauen, die vielleicht Geborgenheit vermittelt, aber sie hindert Sie am Vorwärtskommen. Was Sie nicht brauchen, muss zurückbleiben – muss verworfen und zurückgewiesen werden.

Wenn Sie feststellen, dass Ihr geistiger Rucksack zu schwer ist, machen Sie ihn wieder auf und prüfen genau, ob noch belastende negative Emotionen drin sind, zum Beispiel:

- Zweifel an der eigenen Fähigkeit, Ihre Gesundheit zu beeinflussen.
- Unsicherheit bezüglich der Kraft subtiler Energie.
- Zögern, ob Sie oder die Menschen um Sie herum sich auf den Weg zum Wohlbefinden einlassen sollen.

Jeder dieser Gedanken ist ein Stein in Ihrem Rucksack und belastet Sie. Bewerten Sie jede Überzeugung und jeden Gedanken, der Sie am Erreichen Ihres Zieles hindert:
- Nehmen Sie jeden Stein (d.h. negative Emotion oder Einstellung) einzeln in die Hand.
- Identifizieren Sie die Überzeugung oder das Ereignis, das Sie zu dieser Emotion oder Einstellung veranlasst.
- Sprechen Sie laut aus, was es ist und warum Sie es nicht mehr brauchen.
- In Ihrer Imagination werfen Sie den „Stein" so weit weg, wie Sie nur können.
- Wenden Sie sich von dem Ort ab, an dem er landet. Dadurch ist der Stein isoliert und machtlos.

- Wiederholen Sie diesen Vorgang, bis Sie kein unnutzes Gepäck mehr herumschleppen. Sie werden bald erkennen, dass Sie als Reisegepäck lediglich universale Energie und Ihre eigene Imagination brauchen. Mehr noch: Was Sie brauchen, ist sowohl grenzen- als auch gewichtslos, also brauchen Sie eigentlich nicht einmal einen Rucksack.

Werden emotionale Probleme nicht aufgearbeitet, wird die Energiebehandlung zum Gummiband. Es scheint so, als ob der oder die Betreffende die Energie aufnehmen würde, aber er oder sie ist unfähig, die neu eintreffenden Informationen zu verarbeiten. Der oder die Betreffende ist nicht aufnahmebereit. Das Gummiband wird gedehnt, schnellt aber wieder an den Ausgangspunkt zurück, und die Behandlung bleibt ohne dauerhafte Wirkung. Deshalb ist es wesentlich, emotionale Probleme in den Blick zu nehmen, die vielleicht einen möglichen Fortschritt blockieren.

Wie gründlich Sie diese emotionale Klärung schaffen, hängt davon ab, wie flexibel Sie in Ihrem Denken sind. Einmal bat mich eine Frau in Sachen Energieheilung um Rat, und ich schlug ihr diese Übung vor. Sie fand, sie sei über Energiearbeit selbst ausreichend informiert, und als ich sie fragte, was sie einpacken würde, sagte sie mir, sie wolle auf ihrer Reise in Richtung Heilung ein paar ihrer Lieblingsbücher mitnehmen. Mir kam das so vor, als suche sie in diesen Büchern emotionalen Trost in den vertrauten Dingen aus der Vergangenheit, eine Einstellung, die nicht vereinbar war mit einer Offenheit für neue Wege in die Zukunft. Sie wurde ungehalten, als ich empfahl, sie sollte vielleicht empfänglicher werden für Veränderungen, damit ihr Weg zur Heilung dauerhafte Resultate erbringen könne. Obwohl ihr akademisches Grundlagenwissen wertvolle Hintergrund-Information hätte liefern können, wurde ihr stures Beharren darauf zu einem Stolperstein.

Sich Auszeiten gönnen

Ohne es zu merken, lassen wir uns von der Alltagsroutine oft völlig vereinnahmen. Manchmal tut es gut, ein bisschen Abstand zu nehmen und Bilanz zu ziehen. Bestimmen Sie, wo Sie im Hinblick auf Ihre Ziele stehen. Nehmen Sie sich Zeit zur Entspannung – oder zum Basketballspielen. Erlauben Sie sich, einfach mal abzuhängen. Sie müssen nicht jeden Moment Ihres Wachzustandes auf einer Produktivitätsskala einordnen und rechtfertigen. Gönnen Sie sich eine Pause von Ihrem Stundenplan.

Entspannung ist wesentlich für unser Wohlbefinden, also ist es wichtig, dass Sie ein paar zwanglose Hobbys oder Übungsabläufe für sich finden. Viele Menschen haben als wunderbar stressreduzierende Übung die Meditation entdeckt. Sie wirkt entspannend auf Körper und Geist, indem sie unser bewusstes Gewahrsein *auf Anfang* zurückstellt. Was immer Sie für sich als einen angenehmen Weg entdecken, um abzuschalten, dafür reservieren Sie sich Zeit. Viele von uns haben das Gefühl, wir hätten sowieso nie genug Zeit, wie sollen wir denn da noch Zeit finden, „nichts zu tun"? Lernen Sie, darüber anders zu denken, denn Auszeiten sollten in unserem hektischen Leben erste Priorität haben. Schnappen Sie sich Ihren Terminkalender und planen Sie mehr Entspannungsphasen ein. Strukturieren Sie Ihr Leben um, damit Sie frei sind für diese wesentliche Aktivität.

Wie Humor und Dankbarkeit Gesundheit und Heilung beeinflussen

Humor ist notwendig, weil er uns daran erinnert, das Leben von der heiteren Seite zu sehen. Es gibt viele dokumentierte Fälle, wo Menschen ihren Gesundheitszustand einfach dadurch verbesserten, dass sie ein bisschen Humor in ihr Leben brachten. Ein bisschen Gelächter jeden Tag ist eine wunderbare Medizin für die Seele. Sogar so etwas Einfaches wie eine alberne Fernsehsendung wird Ihnen gut tun, nachdem Sie die ernsteren Herausforderungen des Lebens bewältigt haben.

Und schließlich: Seien Sie dankbar, dass Sie leben. Lernen Sie, mit dem zufrieden zu sein, was Sie haben, statt zu bedauern, was Sie nicht haben. Das gilt für materielle Dinge, Beziehungen und die Gesundheit. Wertschätzen bringt Glück. Man sollte sich freuen am Leben. Stets dankbar zu sein ist vielleicht die größte Herausforderung im Leben. Ganz einfach „danke" zu sagen vor dem Essen ist ein guter Weg, Dankbarkeit zum Ausdruck zu bringen für das, was man hat. Ein anderer einfacher Weg ist, jeden Tag bewusst etwas herauszugreifen, für das Sie dankbar sind. Sprechen Sie jeden Morgen laut aus, welchen Aspekt des kommenden Tages Sie zu schätzen wissen. Zum Dankbar-Sein gehört auch, anderen positive Energie zurückzugeben. Haben Sie sich mal etwas Neues einfallen lassen, um jemand anderem den Tag zu verschönern? Üben Sie Dankbarkeit, bis sie zur Gewohnheit wird. Bevor Sie es merken, haben Sie sich eine neue Gewohnheit angeeignet. Dann werden Sie fähig sein, magnetisch anzuziehen, was Sie in Ihrem Leben brauchen. Die Wende zu dieser ausgeglichenen Lebenseinstellung liegt in Ihrer Hand.

Streben Sie im Hinblick auf Ihre Gesundheit Ihr maximales Potenzial an. Saugen Sie mit jeder Faser Ihres Körpers auf, was Sie dazu brauchen. Während in Ihrem Körper und Geist dieser Umschwung stattfindet, werden Sie Veränderungen bemerken. Lenken Sie Dinge nach außen um, indem Sie wegwerfen, was Sie auf dem Weg zu diesem Ziel nicht brauchen. Jetzt sind Sie bereit für die Reise.

Wenn man in einen Gedanken oder eine Absicht Emotion hineinsteckt, gibt das diesem Gedanken oder dieser Absicht immer mehr Einfluss auf die Realität?
Das hängt von dem Gedanken und der Emotion ab. Wenn die beiden sich decken, wird die Absicht verstärkt, manchmal

enorm. In diesem Fall wäre der Einfluss größer. Wenn allerdings die Intention und die Emotion sich widersprechen und nicht zusammenarbeiten, ist die Intention nicht so effektiv. Sie haben zum Beispiel die Absicht, im Verkehr ruhig zu bleiben. Aber jemand nimmt Ihnen die Vorfahrt und Sie werden wütend. Wenn Ihnen der Auslöser für Ihre Wut bewusster wird, wird Ihre Absicht, ruhig zu bleiben, auch besser wirken.

Blockiert Angst den Informationsfluss?

Richtig blockieren kann die Information eigentlich nichts. Angst kann Sie ablenken. Angst kann andere Informationen um- oder weglenken, so dass sie nicht in den Vordergrund rücken, sondern unwichtige Informationen aussehen wie wichtige. Wenn Sie zum Beispiel Angst vor Schlangen haben, dann wird diese Angst Ihr ganzes Denken beherrschen, wenn eine in der Nähe ist. Womöglich merken Sie dann gar nicht, dass Sie bei Ihrem Versuch, vor ihr zu fliehen, gleich vor ein Auto laufen. Angst kann zur Folge haben, dass Sie nicht mitbekommen, was im gegebenen Moment für Sie wichtiger ist.

Wie können wir wissen, ob unsere Heilungsabsichten ehrlich sind, wenn wir unsere Emotionen und Einstelllungen überprüfen?

Manchmal ist es schwer festzustellen, ob unsere Absichten ehrlich sind. Unbewusste Konflikte, die eine scheinbar ehrliche Absicht, gesund zu werden, vielleicht unterminieren, könnten ganz gewöhnliche Dinge wie Bedenken wirtschaftlicher oder sozialer Art sein. Niemand kennt Sie besser als Sie selbst. Geben Sie Acht, wie Sie denken; registrieren Sie Ihre Gewohnheiten, Einstellungen und die emotionalen Muster, in denen Sie denken. Versuchen Sie, Ihr unbewusstes Denken so gut wie möglich zu verstehen. Fragen Sie sich in einem entspannten, meditativen Zustand: Sind diese Absichten ehrlich? Finden Sie die Antwort in aufrichtiger Reflexion.

Haben Tiere auch Emotionen?

Besitzer von Haustieren beschwören es. Jedenfalls lesen Besitzer von Haustieren in das Verhalten ihrer Schützlinge jede Menge Emotionen hinein. Und Haustiere interagieren auch ständig mit ihren Besitzern und deren Handlungen und Emotionen. Deshalb hängen wir emotional so an einem Haustier: Wir führen einen ständigen emotionalen Dialog mit ihm. Wenn es um Emotionen geht, sind Menschen keineswegs einzigartig. Wir drücken sie nur anders aus als die Tiere.

KAPITEL 7

Überzeugungen und Spiritualität

Intentionen und Erfolgserwartungen
steuern unsere Realität.

ADAM

Vor drei Jahren begann ich die Arbeit mit einer Frau, die Bauchspeicheldrüsenkrebs hatte. Sie war aus der kanadischen Provinz Ontario nach Saskatchewan gefahren, um mich beim „First Nations International Healing and Medicines Gathering"[3], an dem ich teilnahm, zu treffen. Bei dieser Versammlung hatte ich ein eigenes Tipi, wo ich Gruppen-Heilsitzungen abhalten konnte. Es bot zwölf Menschen Platz. Im Rahmen dieser Gruppe im Tipi begann ich mit der Frau zu arbeiten. Die Ärzte hatten ihr gesagt, ihr Krebs sei lebensbedrohlich und sie werde schätzungsweise in ein paar Monaten Palliativpflege brauchen. Wir arbeiteten intensiv während der Woche dieses Heilertreffens, aber ich sagte ihr, sie werde selbst die Verantwortung für ihre Heilung übernehmen müssen. Ich könne ihr gelegentlich Orientierung geben, aber ich stünde nicht

---

3 Übersetzt etwa „Internationale Versammlung indianischer Ureinwohner zu Heilung und Heilmitteln" (Anm. d. Übers.).

für Einzelbehandlungen zur Verfügung, wenn ich im Herbst wieder in die Schule ginge.

Seither hat sie in ihrem Leben vieles verändert. Ich habe auch ihr gegenüber betont, was ich jedem sage. Es ist unverzichtbar, jeden Aspekt des eigenen Lebens zu untersuchen und eine groß angelegte „Entstressung" durchzuführen. Lassen Sie nur positive Selbstgespräche zu. Jetzt macht sie Qi Gong, Yoga, Meditation und positive Visualisierungen und Affirmationen. Sie hat es sich zur Hauptbeschäftigung gemacht, gesund werden zu wollen, und diese Einstellung hat sich ausgezahlt.

Bevor wir uns trafen, hatten ihr die Onkologen gesagt, ihre Bauchspeicheldrüsentumoren würden schnell wachsen und die nächste Untersuchung werde wahrscheinlich eine Ausweitung auf die Leber zeigen. Stattdessen zeigte die nächste Untersuchung einen um 25 Prozent geschrumpften Tumor und keinerlei Metastasierung. Rund zwei Jahre später sind die Tumoren fast völlig verschwunden. Sie fühlt sich wunderbar und hält ihr Selbstheilungsprogramm aufrecht.

Jeder hat die Fähigkeit zur Selbstheilung; wir müssen einfach lernen, sie zu nutzen. Wahre Heilung ist Heilung von Körper, Geist und Seele. Energieheilung erfordert flexible Bereitschaft zu Veränderung und Mitarbeit.

Jeder von uns sieht die Welt subjektiv, das heißt durch die Brille individueller Weltanschauung. Wir bilden unsere Meinungen aus Erlebnissen, religiösem Glauben und spirituellen und kulturellen Anschauungen. Was wir glauben und nicht glauben, fungiert als Filter, durch den wir alles betrachten. Es steckt die Grenzen, die unsere Gedanken, Worte und Handlungen leiten. Das gilt natürlich auch für Wissenschaftler. Ihre Realität beruht auf ihren subjektiven Vorurteilen. Das zu verstehen ist wichtig, weil Wissenschaftler ganz wesentlich die Theorien über die Realität mitbestimmen, die von der Gesellschaft akzeptiert werden. Zum größten Teil beruht das, was Wissenschaftler aus ihren Experimenten folgern, auf bereits existierenden und akzeptierten Theorien, die von vornherein Teil eines subjektiven Standpunktes dieser Wissenschaftler sind. Mit anderen Worten, sie beweisen, was sie bereits zu „wissen" glauben.

Als Kinder sehen wir das Leben nur in der Gegenwart. Die Folgen unserer Handlungen sind nur als Möglichkeit in einer vagen und fernen Wirklichkeit dunkel erahnbar. Kinder empfinden auf eine ganz bestimmte Art und Weise und reagieren intuitiv im Hier und Jetzt. Sie haben den analytischen Prozess noch nicht entwickelt, der der Intuition in die Quere kommt. Wenn sie dann erwachsen sind, liegen Jahre eines gesellschaftlichen Trainings hinter ihnen, das die Imagination einschränkt und die akzeptablen Überzeugungen und Verhaltensweisen diktiert. Erreicht wird dies durch das Vorbild der Eltern, das Schulsystem und andere Formen kultureller, sozialer und religiöser Praxis. Diese Einflüsse formen unsere Realität. Vor dieser Konditionierung ist alles möglich.

Wir sind alle einmal kleine Kinder gewesen – das heißt spontane Wesen. Es ist wichtig, diese grenzenlose Vorstellungskraft wiederzugewinnen, die noch in uns allen lebt. Die ultimative Flexibilität besteht darin, dass wir uns erlauben, das wieder zu wissen. Der wichtigste Aspekt bei der Rückerinnerung unseres spontanen Wesens ist, wie bei den Emotionen, dass wir vergessen, was wir gelernt, und erinnern, was wir vergessen haben.

Das Leben fordert uns alle heraus. Die meisten von uns sind noch gar nicht so alt, und schon müssen wir uns mit irgendeinem Gesundheitsproblem auseinander setzen. Gleichzeitig gibt es noch viele andere Dinge im Leben, zum Beispiel Beziehungen, Schule oder Arbeit, die ebenfalls unsere Aufmerksamkeit fordern. In allen diesen Bereichen sind Überzeugungen etwas Fundamentales. Wir alle kennen diese Menschen, die jede Herausforderung mit einer positiven Perspektive angehen. Die Zeit scheint diesen Menschen statt eines sorgenvollen Stirnrunzelns als Belohnung ein Dauerlächeln ins Gesicht gezeichnet zu haben. Der Grund ist nicht, dass sie abgehoben durchs Leben schweben. Der Grund ist, dass sie jedes Ereignis so positiv wie möglich betrachten. Unsere Perspektive und unsere Erwartungen beruhen auf unseren Überzeugungen.

In gesundheitlichen Angelegenheiten ist es ein großer Schritt zur Genesung, wenn man erwartet, dass es einem wieder besser geht. Stellen Sie sich zwei Patienten vor, die mit der gleichen düsteren Diagnose konfrontiert sind, die als statistisches Damoklesschwert einer 50-prozentigen Überlebenschance über ihnen hängt. Der eine Patient ist fast immer optimistisch, sieht das sprichwörtliche Glas als halbvoll an und erwartet, einer von denen zu sein, die sich komplett erholen. Der andere ist normalerweise pessimistisch, sieht das Glas als halb leer an und hat Zweifel, ob er zu denen gehören wird, die überleben. Wer wird Ihrer Meinung nach überleben, wenn alle anderen Faktoren gleich sind? Die meisten tippen wohl auf den Optimisten – weil dieser es erwartet.

Diese optimistische Grundüberzeugung wird oft in fast mystischen Tönen als „der Wille zu leben" beschrieben. Was genau ist dieser „Wille zu leben"? Sie proklamieren vor sich selbst, dass Sie beabsichtigen zu überleben. Es ist der unerschütterliche Glaube, dass es auch geschieht. Wenn Sie ein positives Resultat erwarten, schicken Sie diese Intention mittels Biophotonen-Emission in sich hinein und nach außen und lösen damit im Körper eine Kaskade biochemischer Reaktionen aus, die die Möglichkeiten maximiert, dass es tatsächlich passieren kann. Ihr Gedanke hat alles ins Rollen gebracht, damit erreicht wird, was Sie erwarten. Und raten Sie mal. Ihr positives Denken beeinflusst tatsächlich die Ereignisse.

Wir alle besitzen in uns diese angeborene, grenzenlose Kraft. Unser Körper hört auf das, was wir ihm sagen. Wir müssen nur sicherstellen, dass wir das für unsere Gesundheit optimale Signal senden. Die ständige Verstärkung unserer Überzeugungen wirkt auf uns zurück, indem entweder ein heilendes Strukturmuster in Gang gesetzt oder eine vorhandene negative Reaktion betont und verstärkt wird.

Stellen Sie sich Ihren Geist als Computer vor, der so programmiert werden kann, dass er Ihr Wachstum und Wohlbefinden optimal fördert. Maximieren Sie die Funktion Ihres Immunsystems, indem Sie sich darauf programmieren, eine gesunde Zukunft zu sichern.

Bevor das geschehen kann, müssen Sie sich verändern *wollen*. Das klingt einfach. Natürlich wollen Sie, dass es Ihnen besser geht. Aber das muss mehr sein als leeres Gerede. Geist und Körper erkennen, ob Sie bereit und gewillt sind, etwas zu verändern oder nicht. Wenn nicht, sind die Absichten nicht aufrichtig und werden von Ihrem Körper als Hintergrundrauschen eingestuft und verworfen.

Wenn Sie nun versuchen, sich mit Ihren alten kontraproduktiven Selbstgesprächen und Denkmustern zu füttern, sie vielleicht ein wenig zu übertünchen: Überlegen Sie sich das noch einmal. Wenn Sie sich zum Beispiel sagen: „Gleich nach den Sommerferien fange ich mit meinem Übungsprogramm an", dann sagen Sie im Grunde, dass diese Veränderungen nicht wichtig genug sind, um gleich damit anzufangen. Sie versuchen sich zum Narren zu halten, und das funktioniert nicht. Dafür sind Sie zu schlau. Wer kennt Sie besser als Sie selbst? Zum Narren halten können Sie sich nicht, aber Sie können sich *ändern*.

Ihre aufrichtige Intention muss Ihr Hauptinteresse sein. Das können Sie durch total ehrliche Selbstreflexion erreichen. Ihre bewussten Wünsche müssen mit Ihren unbewussten Gedanken und Überzeugungen synchron laufen. Fragen Sie sich: „Was will ich?" Beschränken Sie die Antwort auf ein angestrebtes Ergebnis. Wenn die Antwort ist, dass Sie wieder gesund werden wollen, sagen Sie das. Wenn Sie leben wollen, sagen Sie es laut. Schreien Sie: „Ich möchte leben!" Lassen Sie in sich widerhallen, dass das Ihre Intention ist. Das ist es, was

Sie erwarten. Ändern Sie jede Gewohnheit und jedes Muster, das mit diesem neuen Programm nicht übereinstimmt. Lassen Sie sich wissen, dass Sie sich ernsthaft auf diesen Weg zur Veränderung konzentrieren.

Wenn Sie an Ihrer Selbstheilung arbeiten, müssen Sie Ihre Konzentration auf die positiven Intentionen, sich zu verändern, aufrechterhalten. Während Sie das tun, fragen Sie sich vielleicht, ob es wirklich funktioniert. Wenn Sie die folgenden vier Schritte üben, sollte Ihre Selbstreflexion Ihnen umgehend die Antworten liefern:

- Sie nehmen sich Zeit, um in einem entspannten Geisteszustand Ihre Ziele und Intentionen Revue passieren zu lassen.
- Sie nehmen sich Zeit für die Übungen zum emotionalen Gleichgewicht, die in Kapitel 6 skizziert sind.
- Sie reflektieren während der Entspannung Ihre Überzeugungen in Sachen Heilung.
- Sie machen die unten beschriebenen Affirmationen.

Muss ein Mensch an Energieheilung glauben, damit sie funktioniert? Selbstverständlich beschleunigt es jede Veränderung, wenn Sie glauben, dass Sie wieder gesund werden. Sie müssen wirklich positiv und offen denken. Damit ein Heilungsprozess überhaupt erfolgreich sein kann, ob nun eine konventionelle Behandlung oder eine alternative oder beides, ist eine positive Einstellung ganz entscheidend. Es ist eine Kunst, dieses Maß an Kontrolle über die eigene Einstellung zu gewinnen. Aber denken Sie daran: Jeder verschließt sich von innen. Wie bei allem im Leben wählen und entscheiden letztendlich Sie, wie Ihre Zukunft sich gestaltet. Nun haben Sie Überzeugungen und Intentionen, die auf Heilung gerichtet sind. Nun können Sie erwarten, dass sich etwas ändert. Alles wird in Bewegung gesetzt, und Sie wissen, dass ein positives Ergebnis dabei herauskommt.

Für Veränderung entscheidet man sich. Diese Verantwortung liegt bei uns. Den meisten Erwachsenen ist klar, dass sie für ihre Handlungen (einschließlich ihrer Gewohnheiten) geradestehen müssen. Die größere Herausforderung ist, zu erkennen, dass wir auch für jeden Gedanken, jedes Wort und jede Überzeugung verantwortlich sind. Lassen Sie alle Anklagen hinter sich, ob sie sich nun nach innen gegen sich selbst oder nach außen gegen jemand anderes richten. Vorwürfe und Schuld sind total kontraproduktiv.

Stellen Sie sich vor, dass der Veränderungsprozess in Ihnen bereits stattfindet. Bei diesem Umschwung wird es Ihnen helfen, wenn Sie die für Sie passenden Visualisierungen üben (siehe Teil 3). Ihre Imagination ist grenzenlos, also nutzen Sie sie, um Veränderungen zu programmieren. Nehmen Sie sich Zeit für Visualisierungen: Sie sind ein wesentlicher Teil der Neuprogrammierung. Ganz gleich, wie viel Sie zu tun haben, geben Sie der Neuprogrammierung oberste Priorität. Es ist Ihre Entscheidung und Ihr Handeln, sich auf positive Veränderung hin zu programmieren. Übernehmen Sie die Verantwortung, und Sie werden von den Ergebnissen profitieren.

Affirmationen

Eine Affirmation ist die kurze Formulierung einer Überzeugung, die man laut oder in Gedanken aussprechen kann, damit sie einem Kraft gibt. Affirmationen helfen, bestehende Überzeugungen zu verändern, die Sie vielleicht daran hindern, Ihr Potenzial zu verwirklichen – in jedem Bereich Ihres Lebens. Affirmationen bekräftigen auch positive Überzeugungen, die Sie vielleicht stärken müssen. Auf Ihrem Weg zur Gesundheit helfen Sie Ihnen, das Maximum Ihrer heilenden Fähigkeiten zu realisieren.Ein gravierendes Gesundheitsproblem kann einen umwerfen. Es ist vielleicht das erste Mal in Ihrem Leben, dass

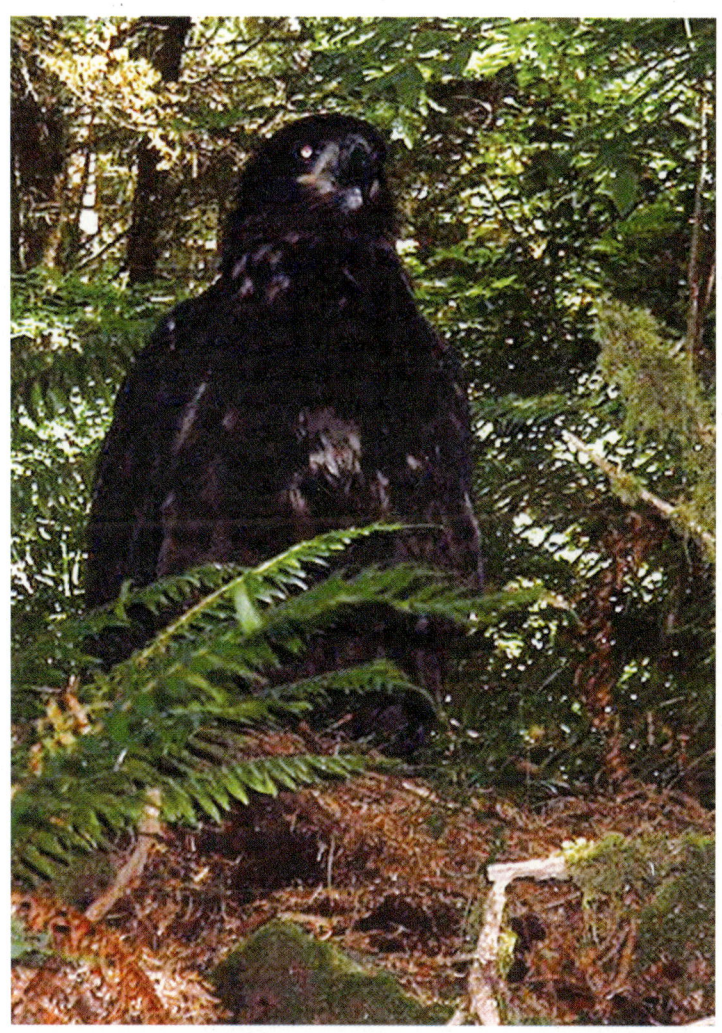

1 Der schwarze Vogel, dem ich im Wald begegnete, genau wie der, den ich in meiner Vision gesehen hatte.

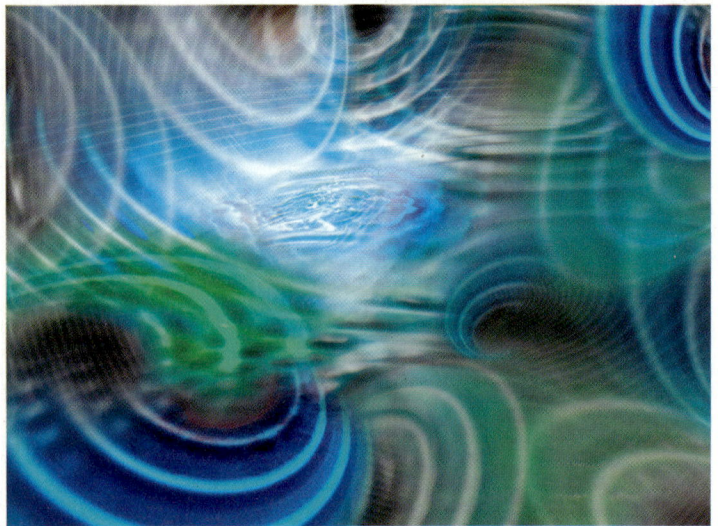

2 Sich kräuselnde Energiewellen im leeren Raum vor dem Urknall.

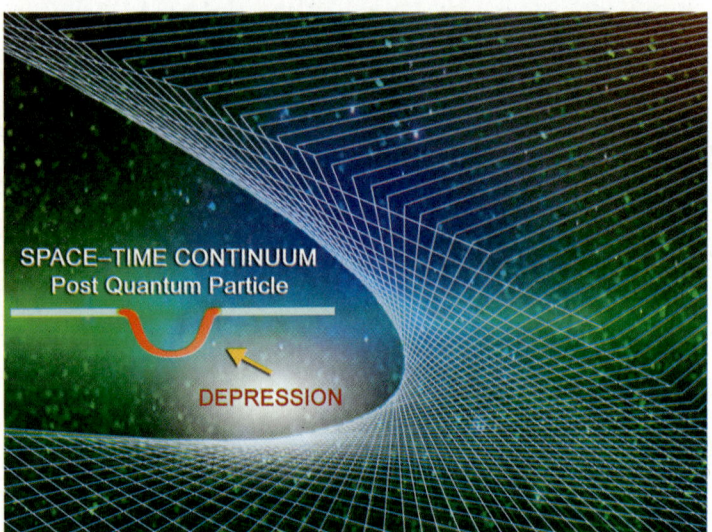

3 Die Manifestation des ersten Materieteilchens bildete eine Vertiefung im Raumzeit-Kontinuum; die verschwindend geringe Gravitation dieses Teilchens reichte aus, um den Urknall auszulösen.

(Text in Abbildung: RAUMZEIT-KONTINUUM, Post-Quanten-Teilchen, VERTIEFUNG)

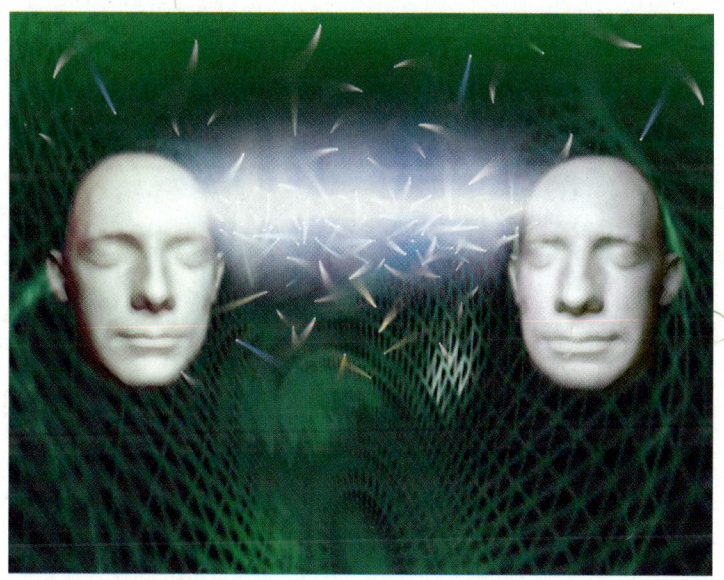

4 Bei der lokalen Telepathie findet ein direkter Austausch von Licht statt, das von einem Menschen ausgestrahlt wird und einen anderen beeinflusst.

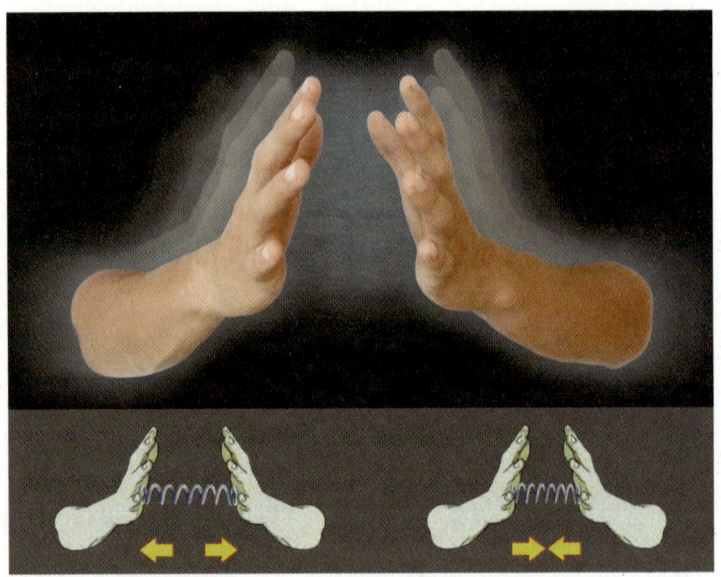

5 Fühlen Sie Ihre Energie.

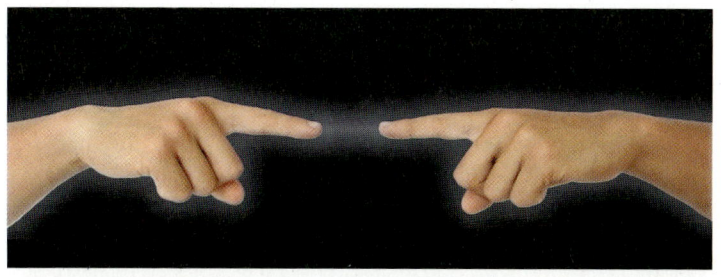

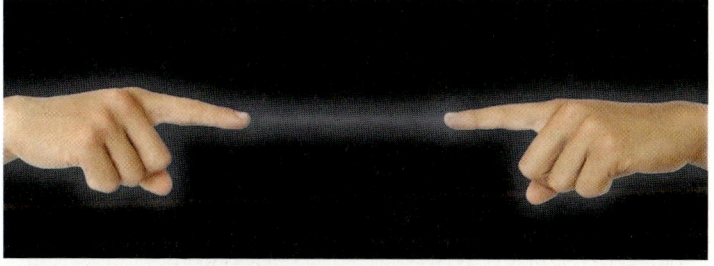

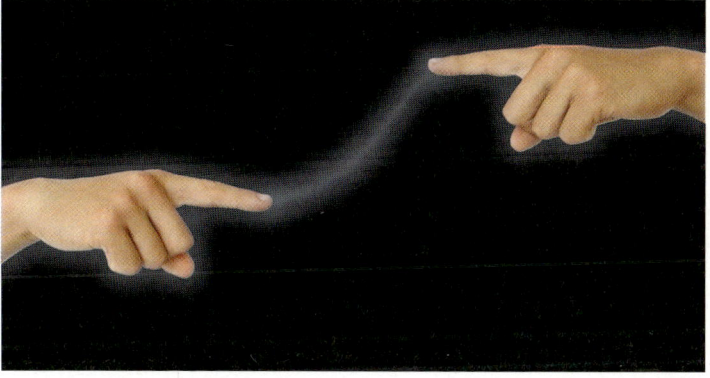

6 Sehen Sie Ihre Energie.

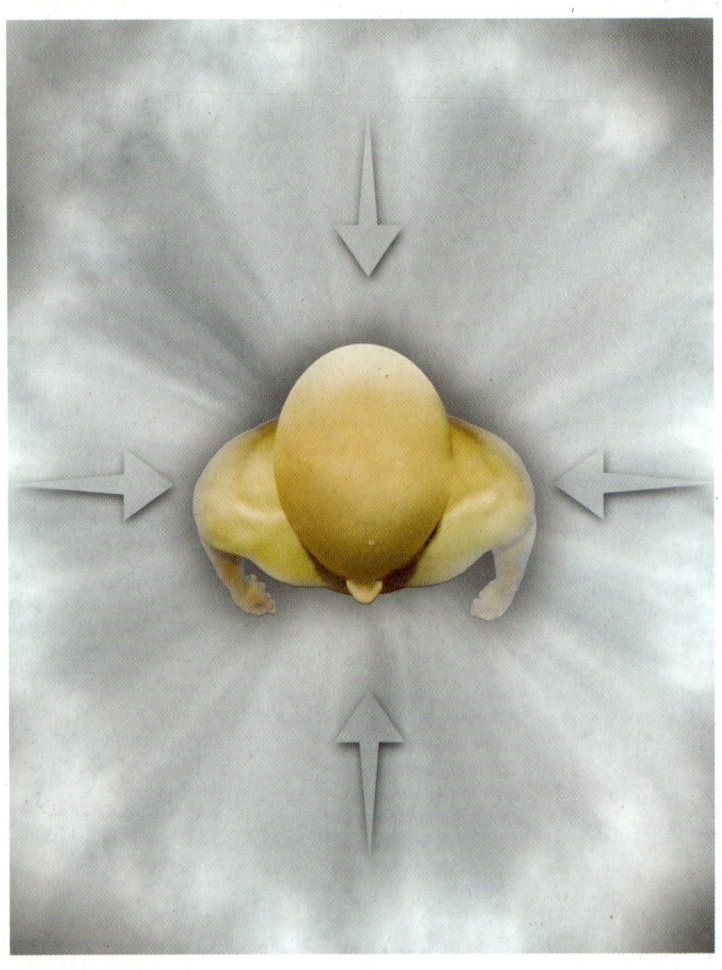

7 Universelle Energie in den Körper lenken (Vogelperspektive).

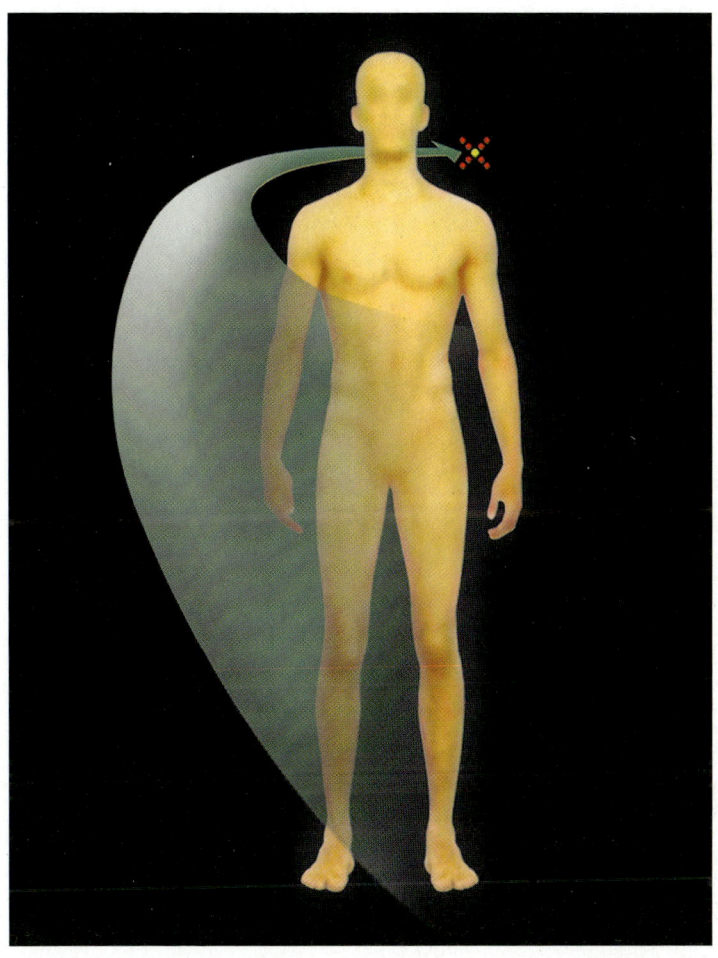

8 Die Aura sehen: Fixieren Sie einen Punkt hinter der betreffenden Person.

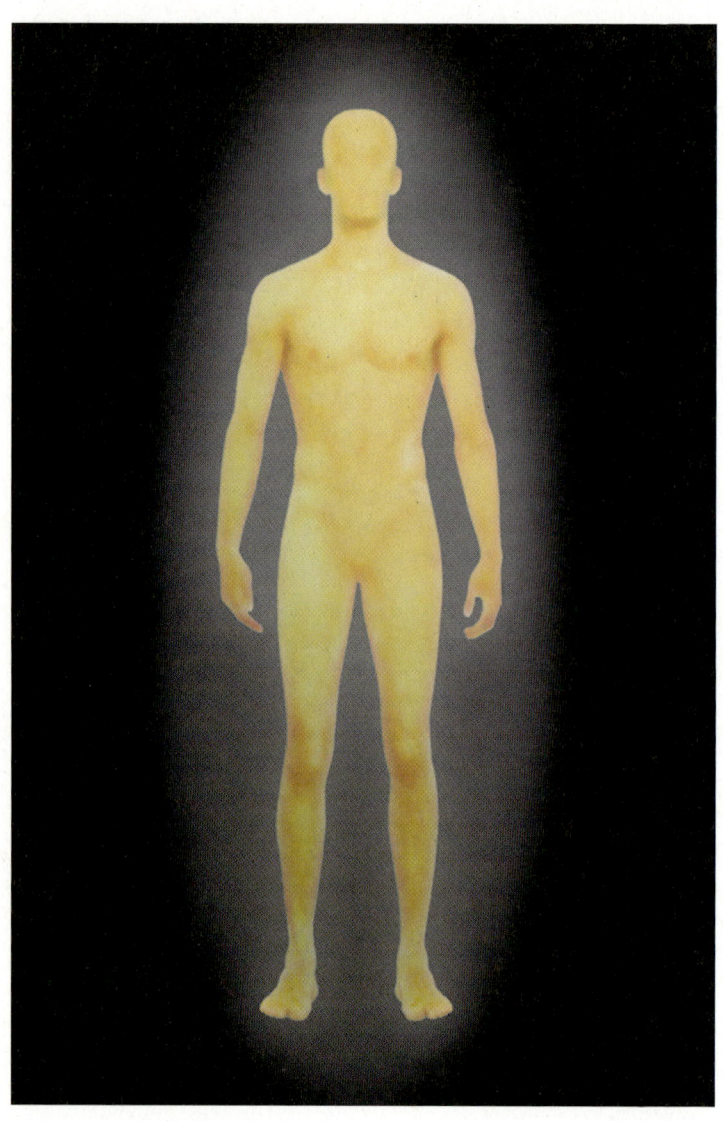

9 Eine schwache, schimmernde Aura.

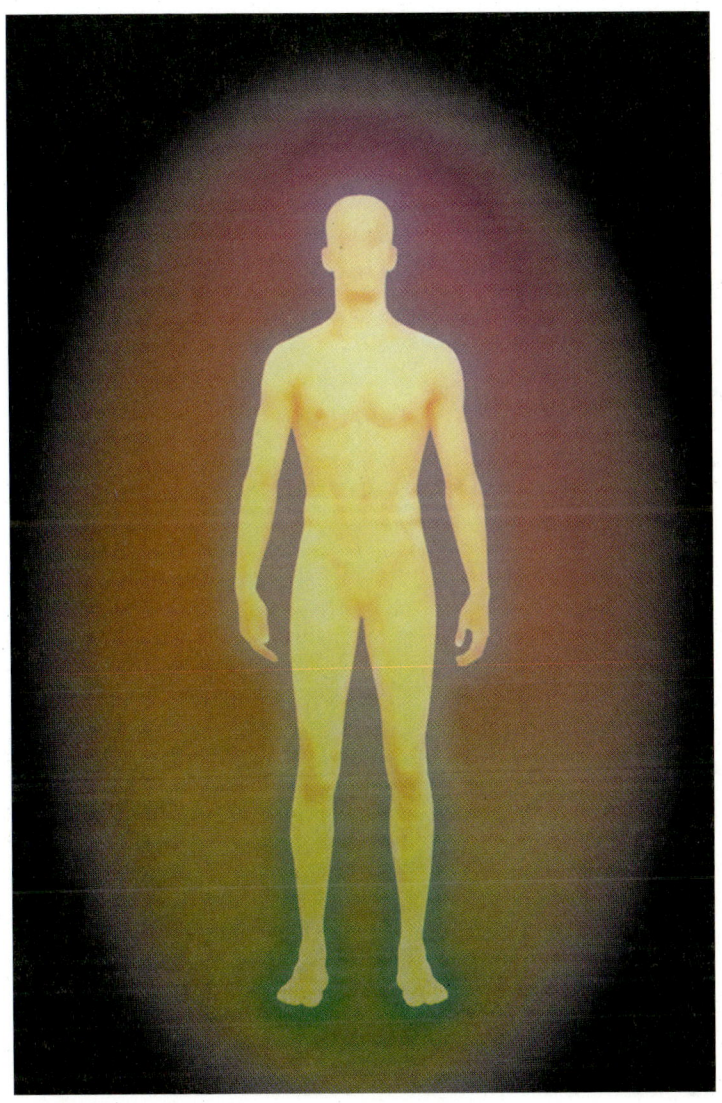

10 Eine Aura mit klar umrissenen, fließenden Farben.

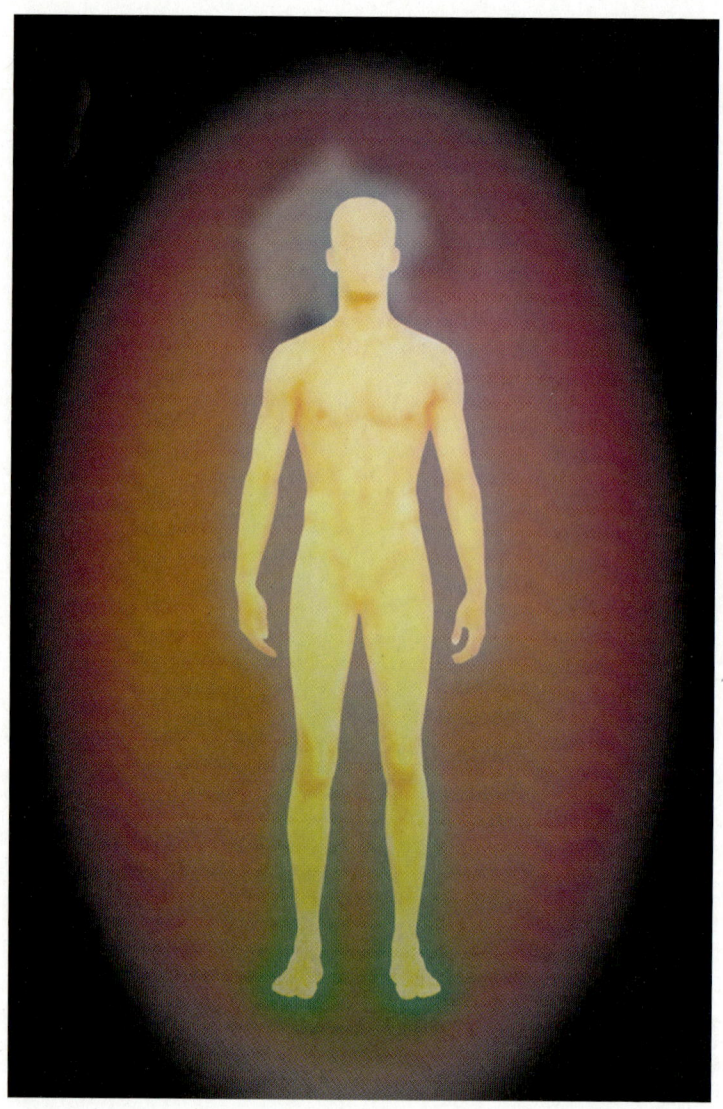

11 Ein Bruch in der Aura, im Kopfbereich.

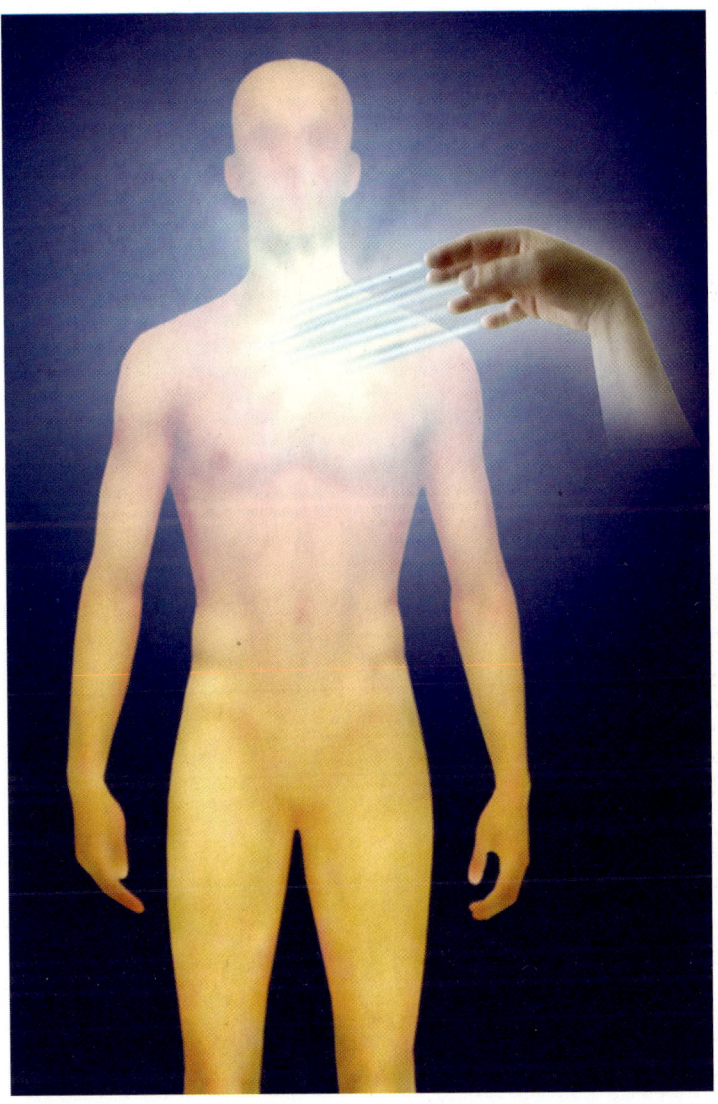

12 „Kämmen" Sie Ihre Energie, indem Sie aus den Fingerspitzen austretendes Licht visualisieren; geben Sie sich damit eine Massage mit Licht-Energie.

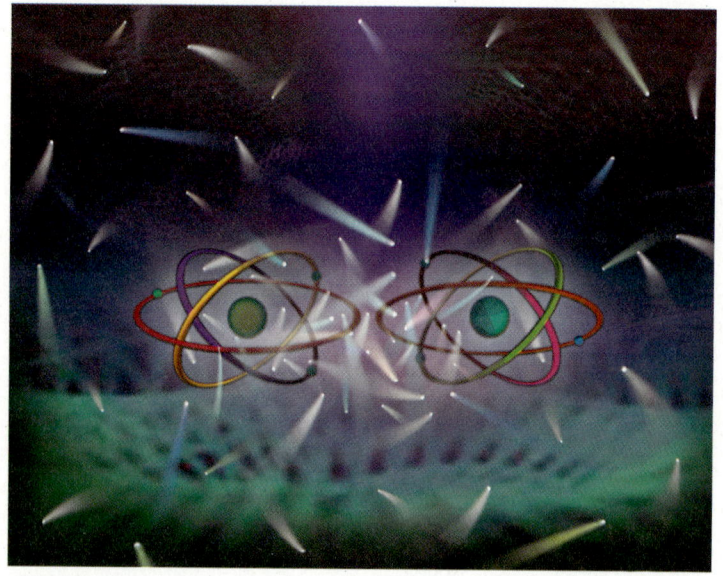

13 Licht, das bei der Entstehung einer chemischen Bindung absorbiert wird.

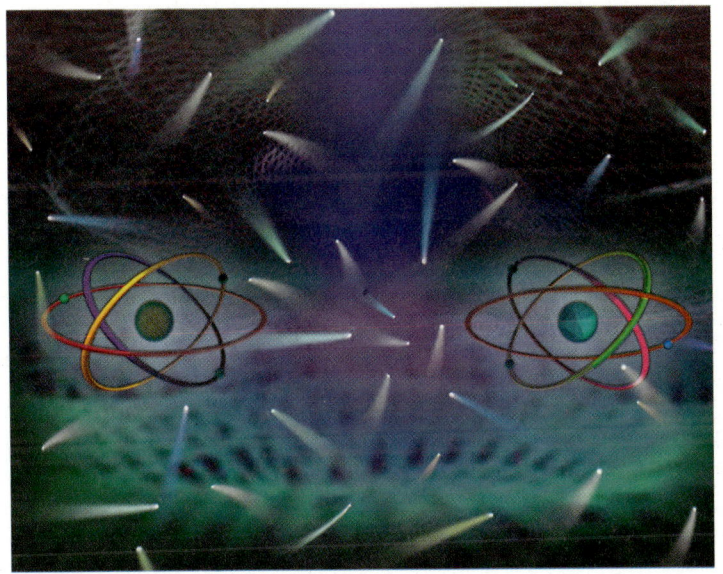

14 Licht, das bei der Auflösung einer chemischen Bindung emittiert wird.

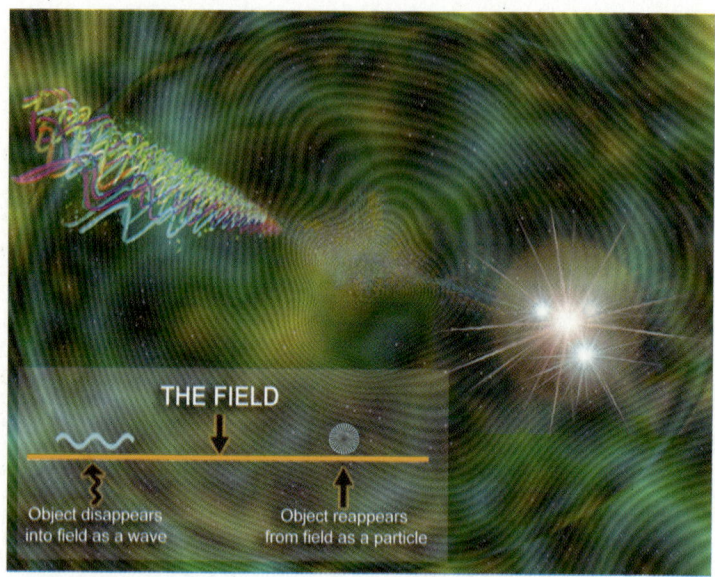

15 Ein Quantenobjekt verschwindet an einer Stelle und erscheint durch Interaktion mit dem Feld an einer anderen Stelle, ohne sich durch den dazwischen liegenden Raum bewegt zu haben.

(Text in Abbildung: DAS FELD
Objekt verschwindet als Welle im Feld
Objekt tritt als Teilchen aus dem Feld wieder aus

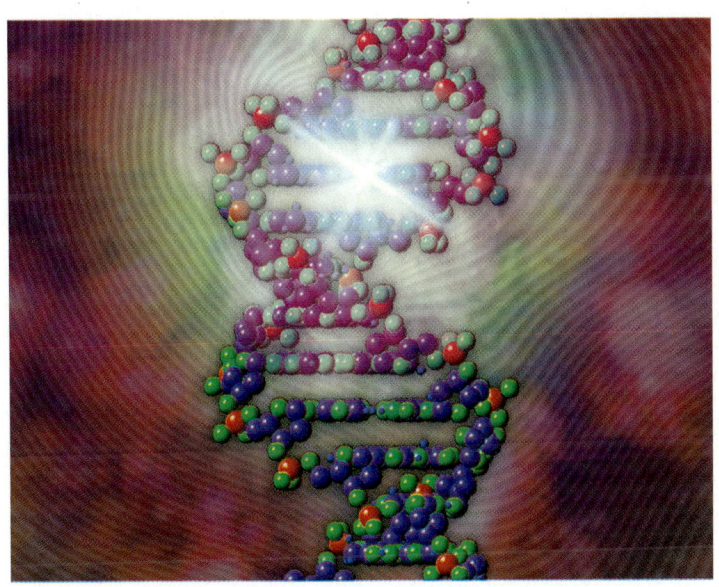

16 DNS interagiert mit Licht und emittiert es. Energie als Licht-
Information ist dynamisch; mit jeder Intention emittieren Sie Licht,
das Ihre DNS beeinflusst.

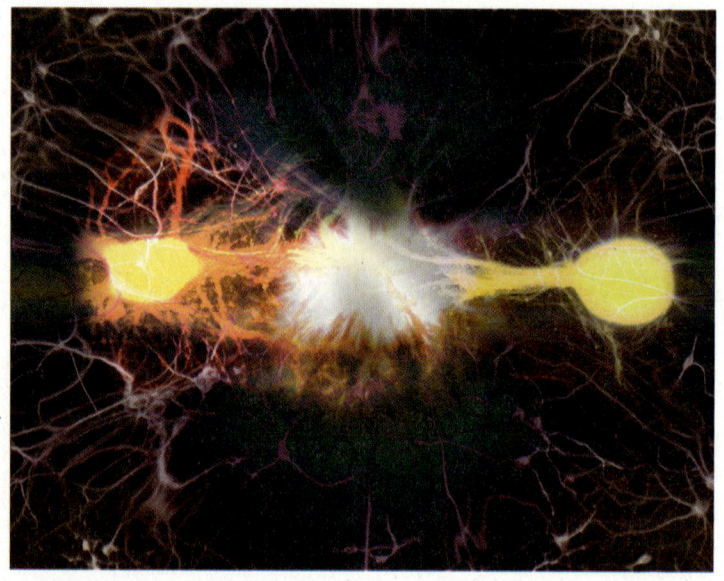

17 Ein Gedanke als Licht, das über neuronale Bahnen übertragen wird. Gedanken interagieren nicht-lokal, indem sie Informationen auf das Feld abstrahlen und daraus absorbieren.

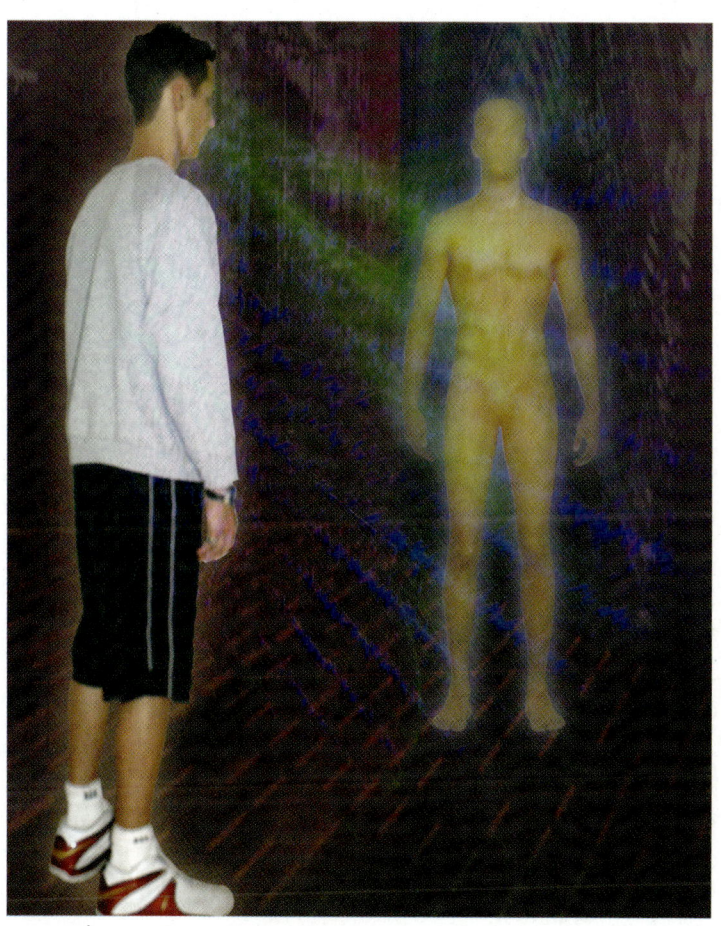

18 Projektion eines holographischen Bildes.

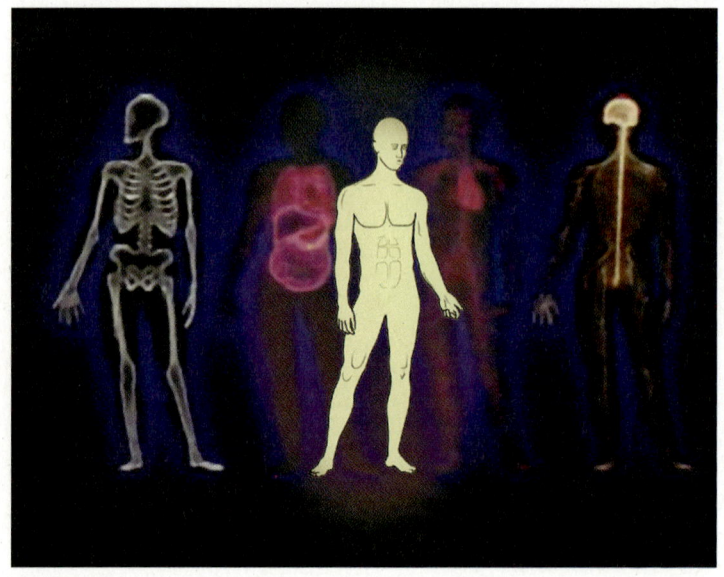

19 Verschiedene holographische Ansichten. Greifen Sie bei der Heilung auf diese Informationsstrukturen zu.

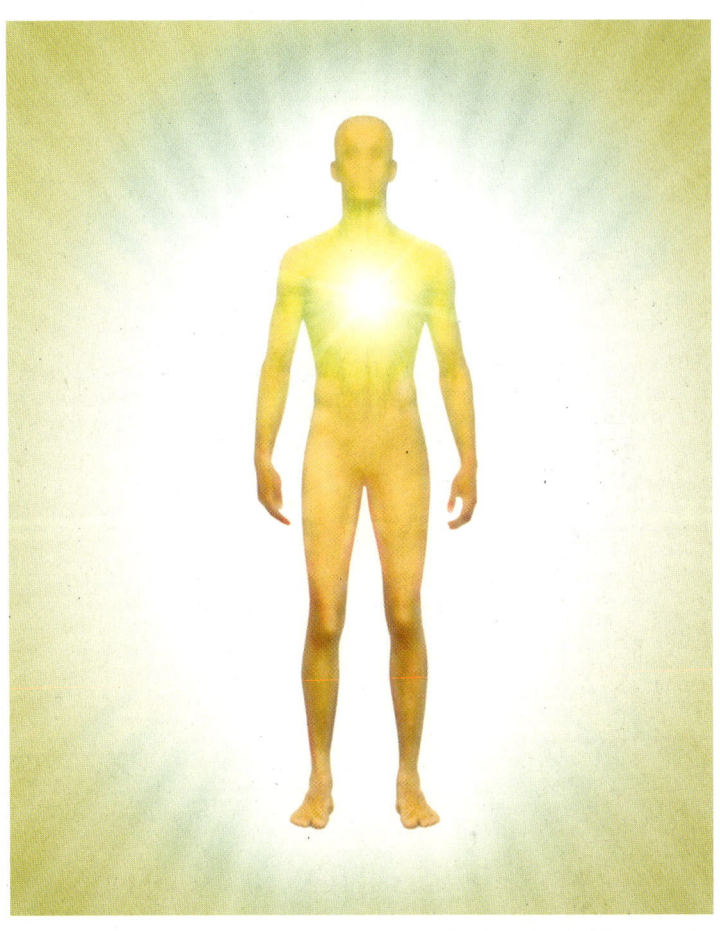

20 Visualisierung „Leichten Herzens": Sammeln Sie Licht in der Herzgegend, dann leuchten Sie wie die Sonne und bestrahlen jede Zelle.

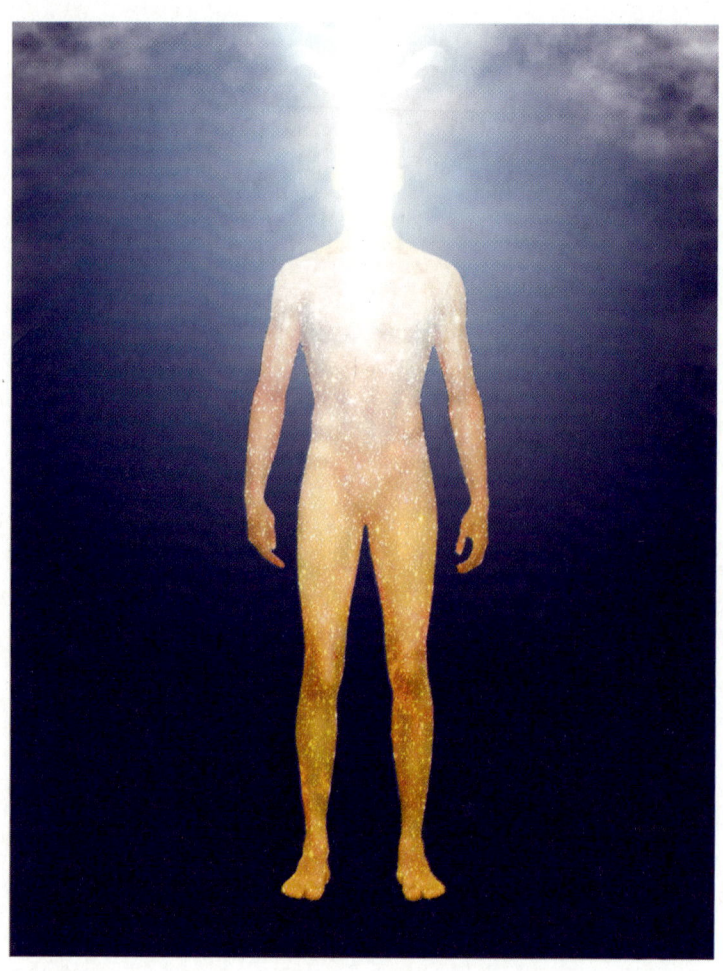

21 Visualisierung „Glühbirne": Die Zellen beginnen, mit einer einheitlichen Frequenz in Resonanz zu treten; bald vibriert Ihr gesamter Körper in harmonischem Licht.

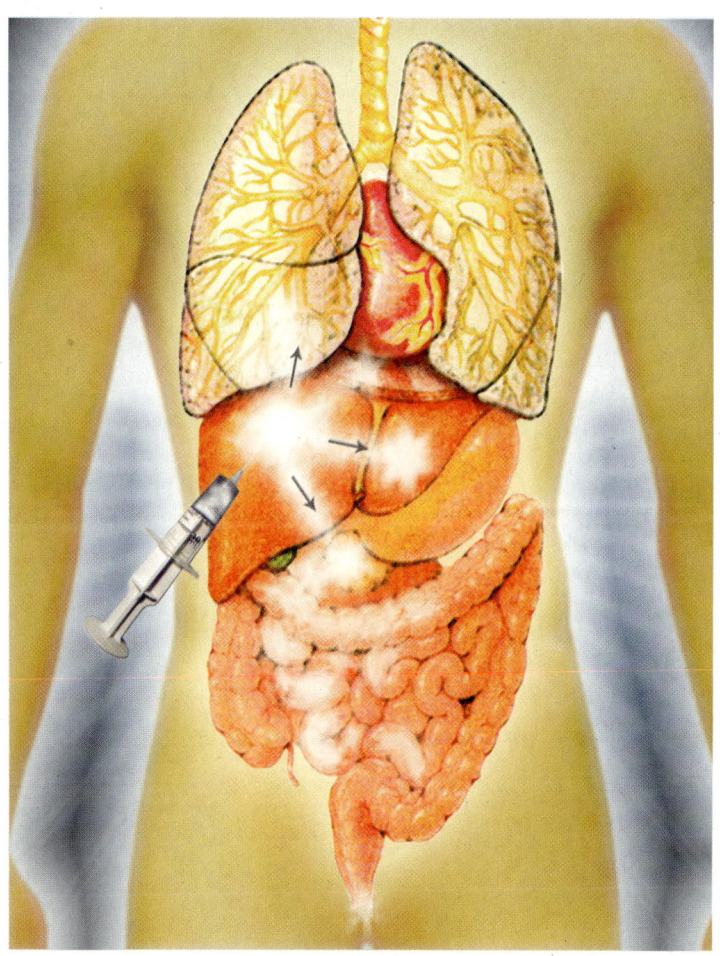

22 Visualisierung „Licht-Injektion": Injizieren Sie Licht direkt in den Problembereich, und lassen Sie das heilende Licht in das gesamte umliegende Gewebe ausstrahlen.

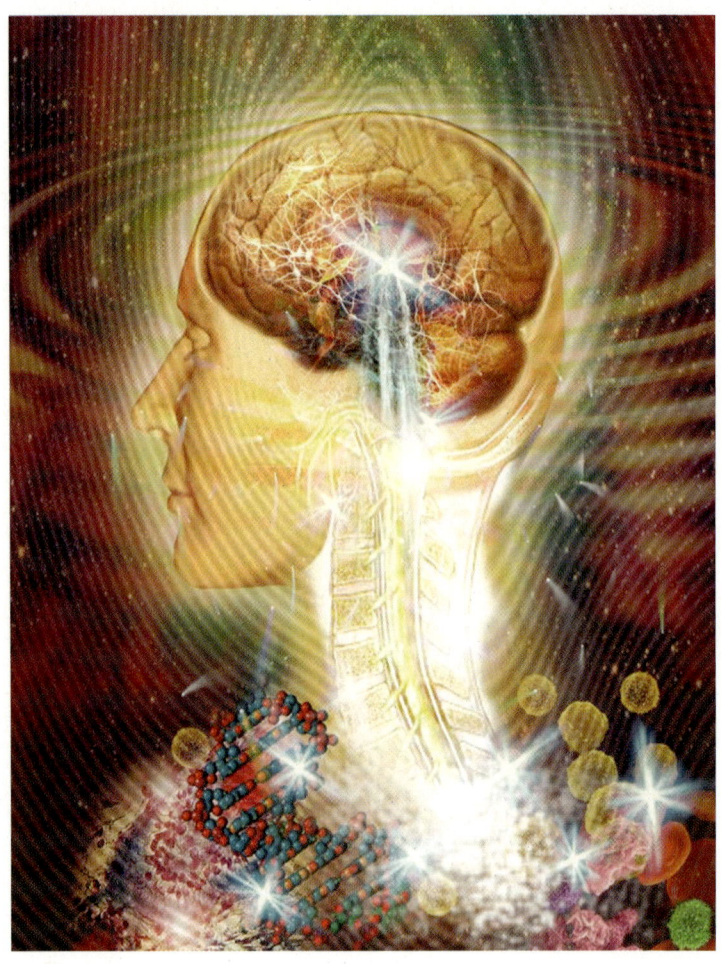

23 Visualisierung „Helles weißes Licht": Erhellen Sie das Zentrum Ihres Gehirns mit Ihrer inneren Lichtquelle und lassen Sie daraus Lichtenergie-Wurzeln sprießen, die alle Zellen des Körpers miteinander verbinden.

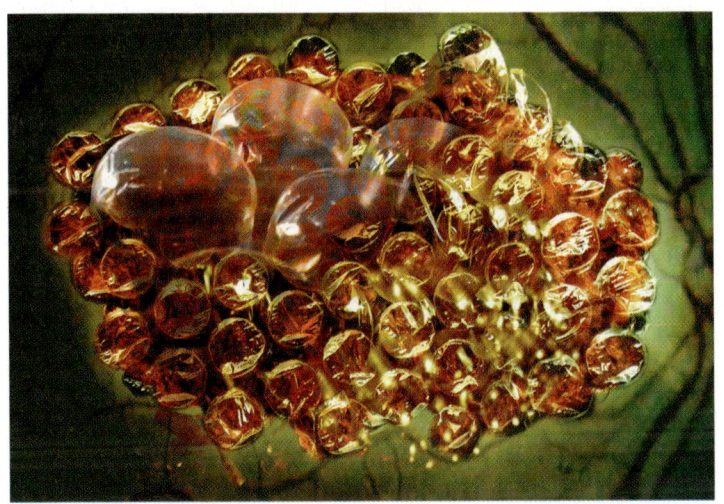

24 Visualisierung „Luftpolsterfolie": Atmen Sie heilendes Licht in jedes Zellen-Bläschen; beim Ausatmen zerdrücken Sie so viele Bläschen wie möglich und lassen damit Ihr Problem wegplatzen.

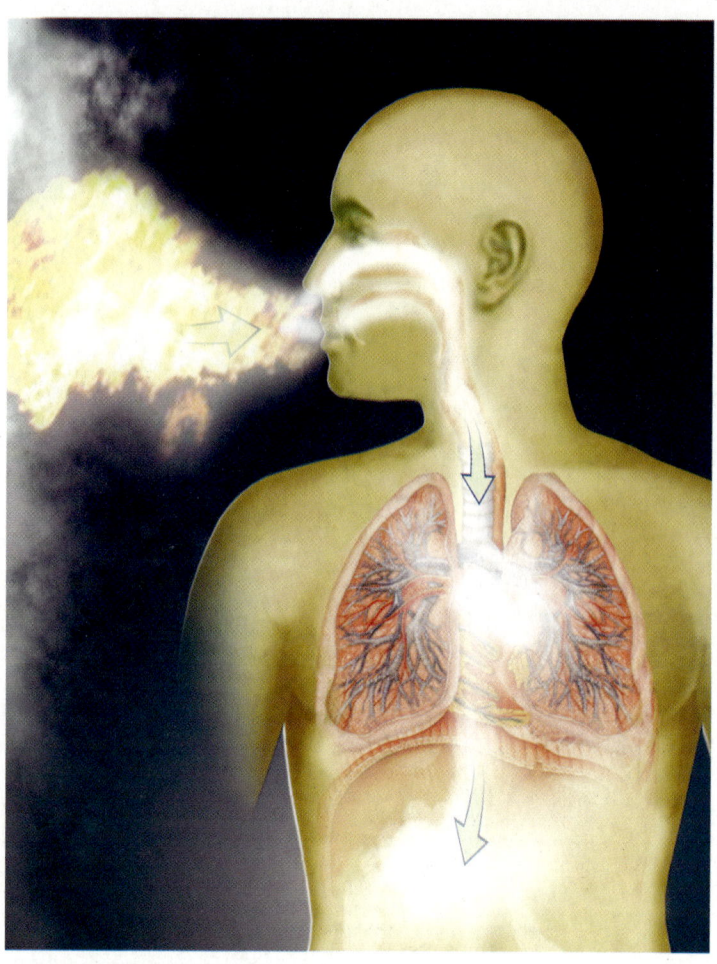

25 Atem-Visualisierung „Mythischer Drache": Beim Einatmen stellen Sie sich vor, dass Sie weißglühende Flammen einatmen; im Bewusstsein lassen Sie diese Flammen dahin wandern, wo der Stress sitzt.

ein kurzer Besuch beim Arzt und ein Rezept keine Heilung mehr bringen. Die Krise ruft nach Veränderung. Was auch immer das Leiden ist, es hat sich schon eine Weile zusammengebraut, bevor es dann durch Symptome oder eine Diagnose offensichtlich geworden ist. Wenn die Symptome sich manifestiert haben oder die Krankheit diagnostiziert worden ist, kann sie nicht mehr ignoriert werden.

Dieses Signal zum Handeln kann eine positive, das Leben verändernde Erfahrung sein. Wie Sie auf Ihr Gesundheitsproblem reagieren, ist Ihre Entscheidung. Beugen Sie vor, statt nur zu reagieren, und sagen Sie ja zu notwendigen Veränderungen. Betrachten Sie es als Gelegenheit, das Kommando über Ihr Leben und Ihre Gesundheit zu übernehmen. Entwerfen Sie Affirmationen zur Selbststärkung und Selbst-Annahme; weiter unten habe ich Ihnen ein paar Beispiele aufgeschrieben. Wie Visualisierungen richten sich auch Affirmationen nach den jeweiligen Bedürfnissen und Problemstellungen. Je mehr Sie diese Beispiele auf sich zuschneiden, desto effektiver sind sie.

Reservieren Sie eine besondere Zeit des Tages für Affirmationen. Wenn Sie sie gleich morgens machen, werden sie dem ganzen Tag eine positive Note geben. Schauen Sie in den Spiegel und schauen Sie sich in die Augen. Sie erwarten von anderen, dass Sie Ihnen in die Augen schauen, wenn sie Sie ansprechen, also erweisen Sie sich dieselbe Höflichkeit. Konzentrieren Sie sich auf die Worte, während Sie sie laut und mit Gefühl aussprechen:

Ich liebe mich.
Ich liebe andere, und andere lieben mich.
Ich bin zufrieden mit dem, was ich bin und denke, sage und tue.
Ich fühle mich wunderbar und bin voller heilender Energie.
Heute ist ein fantastischer Tag voller neuer Gelegenheiten.

Wenn Sie zu denen gehören, die sagen: „Schon klar, aber eigentlich mag ich mich selbst nicht", machen Sie es trotzdem.

Beabsichtigen Sie, mit dem sich Mögen anzufangen. Üben Sie, sich zu verzeihen, und beobachten Sie Ihr Verhalten, während Sie anfangen sich zu ändern.

Die Macht des Geistes über die Funktionen des Körpers wird weithin anerkannt. Die Macht des Geistes über den Körper ist in medizinischen Studien festgestellt worden, mit denen die Effizienz von Therapien gemessen werden sollte: Patienten geht es oft sogar dann besser, wenn die Tabletten, die sie nehmen, nur Zucker enthalten. Das liegt daran, dass sie glauben, diese Tablette werde sie heilen. Dieses Phänomen ist als Placebo-Effekt bekannt. Mehr noch: Oft sind bei Medikamententests die gesundheitlichen Fortschritte in der Placebo-Gruppe genauso signifikant wie bei der Gruppe, die das eigentliche Medikament bekommt.

Sie haben bestimmt schon von Menschen gehört, die an einer dissoziativen Störung leiden, die zu so genannten „multiplen Persönlichkeiten" führt. Dabei kann eine Persönlichkeit völlig andere Charakterzüge haben als eine andere. Therapeuten, die mit solchen Patienten arbeiten, berichten, dass eine Persönlichkeit ein bestimmtes Krankheitsbild aufweisen kann, das von den anderen völlig unabhängig ist. Eine Allergie, ein Ekzem oder sogar Asthma, das bei einer Persönlichkeit auftritt, existiert in einer anderen vielleicht gar nicht. Jede Persönlichkeit glaubt, eine separate Person zu sein, und das geht so weit, dass jede auch separate körperliche Charakteristika besitzt, Krankheitsbilder eingeschlossen. Die Existenz verschiedener Krankheitsbilder im selben physischen Körper illustriert die enorme Macht der Überzeugungen und Erwartungen in unserem Denken, da sich ja alle Persönlichkeiten im selben Körper befinden. Dieses Maß an Kontrolle haben wir alle; wir müssen sie nur für uns zu nutzen wissen.

Weil Überzeugungen so viel Macht haben, muss Heilung auf Zusammenarbeit beruhen. Geben Sie sich positive Affirmationen. Meditieren und reflektieren Sie. Gewinnen Sie für

Ihr Leben ein harmonisches Gleichgewicht zurück. Zwar ist wichtig, dass die Menschen um Sie herum Sie unterstützen, aber im Endeffekt müssen Sie selbst bereit und gewillt sein, die nötigen Veränderungen zu treffen, um Ihre Gesundheit zu fördern.

Der Einfluss von Glaubenssätzen auf meine Heilungsarbeit

Vor Jahren kontaktierte mich eine liebevolle Mutter, die für ihren Sohn, einen Teenager, Hilfe suchte. Man hatte bei ihm eine Zwangsneurose[4] diagnostiziert. Menschen mit diesem Leiden sind oft extrem perfektionistisch und ordnungsliebend. Sie verstricken sich in repetitivem zwanghaftem Verhalten, zum Beispiel ständigem Händewaschen aus Angst vor Bakterien oder ständigem Kontrollieren elektrischer Geräte, ob der Stecker gezogen ist. Wiederholtes Blinzeln und Gesichts-Ticks sind bei der Zwangsneurose Symptome von Angst. In gravierenden Fällen ist der oder die Betreffende nicht mehr in der Lage, am gesellschaftlichen Leben teilzunehmen, weil die zwanghaften Rituale die gesamte verfügbare Zeit in Anspruch nehmen. Wegen irgendeiner Besorgung das Haus zu verlassen kann so aufwendig werden wie eine Besteigung des Mount Everest.

Die Erkenntnis, wie komplex diese Störung ist, war ein guter Anfang, um ihrem Sohn zu helfen, und die Eltern waren sich sicher, dass er für meine Ratschläge empfänglich sein würde. Ich hatte noch nie gesehen, wie eine Zwangsneurose auf der energetischen Ebene aussah, daher war ich gespannt, sein Foto zu sehen und herauszufinden, was ich tun konnte.

---

4 Im Original „obsessive-compulsive disorder", abgekürzt OCD, „obsessiv-zwanghafte Störung" (Anm. d. Übers.).

Ich stellte fest, dass Zwangsneurosen sich in der Aura als Informationsschleifen darstellen, die nicht vollständig verarbeitet werden. Diese Schleifen waren allerdings mehr ein intuitives Gefühl angesichts dieser Aura als ein tatsächlich auftauchendes Phänomen. Ich erkannte, dass der Junge von beruhigenden Visualisierungen und Meditationen profitieren würde, weil diese die repetitiven Informationsschleifen in einen gleichmäßigeren Energiefluss in der gesamten Aura integrieren würden. Das Ziel war, durch Zurückgewinnung eines geordneteren Gedankenflusses die unabgestimmten Verhaltensmuster neu abzustimmen.

Als ich antwortete, ich würde mit dem jungen Mann arbeiten, war seine Reaktion ziemlich unerwartet. Die Eltern waren noch überraschter als ich. Ihr Sohn hatte kein Interesse an einer Fernheilung. Seine bestürzende Antwort war, dass er fürchtete, die Zwangsneurose zu verlieren. Obwohl sie ihm große Schwierigkeiten bereitete, war sie doch eine berechenbare Größe. Er definierte sich über diese Störung und hatte gelernt, sie mit einer gewissen Eleganz zu tragen. Offensichtlich war er zu diesem Zeitpunkt für Veränderungen nicht offen.

Die Überzeugung dieses jungen Mannes, dass sein Leiden ein elementarer Teil von ihm sei, wirft eine interessante Frage auf. Jeder von uns muss sich ganz objektiv betrachten und sich fragen: Was nützt mir diese Krankheit? Das klingt wie ein Witz, bis man eine ehrliche Antwort gibt. Geben Ihnen diese Beschwerden vielleicht die Erlaubnis, sich mehr zu entspannen oder Verpflichtungen aus dem Weg zu gehen, denen Sie sich sonst nur widerwillig stellen würden? Dienen sie einem bestimmten Zweck im Hinblick auf Ihre Beziehungen zu anderen?

Menschen mit einer Sucht betrachten ihre Abhängigkeit oft als Bestandteil ihres Wesens. Solche Überzeugungen werden nicht nur durch das eigene Selbstbild intensiviert und verfestigt, sondern auch unsere Vermutungen, welches Bild andere von uns haben. Dadurch wird die Aufgabe, sich zu ändern, noch unüberwindlicher. Und doch haben wir alle die Fähigkeit, alles zu erreichen, was wir uns in den Kopf setzen. Gehen Sie nicht in die Falle, sich selbst in eine Schublade zu stecken oder in der Schublade zu bleiben, in die andere Sie gesteckt haben. Lassen Sie sie hinter sich. Nur Sie können über Ihre Zukunft entscheiden, durch die Entscheidungen, die Sie treffen.

Eine weitere Überzeugung, die eine Heilung blockiert, ist die, ein Opfer zu sein. Ein Mann, der mit Lyme-Borreliose zu mir kam, schilderte mir mehrfach die Ereignisse, die zu der Ansteckung geführt hatten. Er gab einem Freund die Schuld, dem das Cottage gehörte, wo er von der infizierten Zecke gebissen worden war. Allerdings hatte er vor dem Zeckenbiss ständig daran gedacht, gebissen zu werden, und hatte hochgradig Angst, sich mit Borreliose anzustecken. Es kam ihm nicht in den Sinn, dass er durch seine konzentrierten gedanklichen Signale mit dem Inhalt „Zeckenbiss und Erkrankung" die Ereignisse geradezu auf sich zog. Er stellte sich wiederholt vor, gebissen zu werden, und sein Glaube an die Folgen trug dazu bei, dass sie Realität wurden.

Seiner Ansicht nach war er jedoch das Opfer. Er hatte kein Interesse, irgendetwas an seinen Überzeugungen zu ändern, denn das hätte ja seine Position des unschuldigen und unbeteiligten Statisten bedroht, dem man Unrecht getan hatte. Er glaubte, dass jemand ihn retten musste, und wollte, dass jemand anders ihn heilte. Dieser Glaube hielt ihn in der Vergangenheit fest, weil er nicht über sein „wenn doch nur" hinauskam: Wenn er doch nur nicht in das Haus seines Freundes eingeladen worden wäre; wenn er doch nur über die Zeckenhäufigkeit in diesem Gebiet informiert gewesen wäre.

Als wir darüber sprachen, wie er sein Bild der Geschehnisse verändern könnte, wehrte er das zunehmend aggressiv ab. Er sieht sich selbst als Opfer. Dieser Mann wird dann die Hilfe erfahren, die er braucht, wenn er für einen deutlichen Wandel in seinen Überzeugungen offen wird. Wenn er fähig ist, für seine eigenen Entscheidungen Verantwortung zu übernehmen und seinem Freund und sich selbst zu vergeben, wird er wieder nach vorne schauen können. Erst dann wird er in seinem Heilungsprozess spürbare Fortschritte machen können.

Viele Menschen werden bei Autounfällen verletzt, bei denen sie das Auto nicht selbst fuhren. Der Fahrer hatte nicht die Absicht, jemandem wehzutun. Wenn Sie in dieser Situation sind, müssen Sie es den Anwälten und dem Gericht überlassen, die Schuldfrage zu klären. Konzentrieren Sie sich darauf, gesund zu werden. Sorgen Sie dafür, dass „Opfer" ein rein juristischer Begriff bleibt und keine Beschreibung Ihres emotionalen Zustands.

Das Leben besteht aus Serien von Entscheidungen. Das Buch „Wenn doch nur" ist das dickste auf dem Regal. Lassen Sie es da verstauben. All diese Möglichkeiten sind nicht eingetreten. Man kann nicht über die Vergangenheit nachgrübeln und sich gleichzeitig voll auf die Gegenwart konzentrieren. Lassen Sie es gut sein und kommen Sie in die Gegenwart. Dies ist eine Wahl, die Sie mit jedem Gedanken, jedem Wort, jeder Handlung treffen.

Es ist wichtig, dass Sie den kooperativen Charakter des Heilens begreifen, das heißt: Ihre eigene Rolle bei der Heilung. Ich habe in ganz Nordamerika schon viele Workshops abgehalten, in denen ich Techniken zur Selbststärkung und Selbstheilung vermittelt habe. In diesen Workshops geht es sehr stark darum, wie man seine gesundheitlichen Probleme besser selbst regelt, statt darum, wie ich sie lösen könnte. In jeder Workshop-Sitzung gibt es mindestens eine Gruppen-Energiebehandlung. Das versetzt alle Teilnehmer in die Lage, die Verbindung mit der uns allen gemeinsamen universalen Energiequelle zu fühlen. Oft genügt es, diesen Energie-Umschwung zu fühlen, damit jemand eine Veränderung für möglich hält. Dann schlage ich bestimmte Techniken vor, zum Beispiel die Visualisierungen in

Teil 3, die die Teilnehmer dazu befähigen, den Heilungsprozess selbstständig fortzusetzen. Die Workshops haben das Ziel, das Selbstvertrauen zu stärken, das zur Unterstützung jeder Selbstheilung gebraucht wird.

Ich kann nicht genug betonen, wie wichtig es ist, dass Sie sich Ihrer Überzeugungen und sich wiederholenden Gedankenmuster bewusst werden und offen werden für Veränderung und neue Informationen. Sie werden genau das anziehen und erleben, was auch immer Sie beharrlich erwarten. Wie bereits erwähnt, mache ich mit Freiwilligen in meinen Workshops oft Aura-Untersuchungen. Deren Genauigkeit wird vom jeweiligen Teilnehmer meistens sofort bestätigt. Interessant sind die Ausnahmen. Wieder einmal rückt die Sichtweise eines Menschen, seine Überzeugungen, ins Bild. Die Aura eines Mannes zum Beispiel zeigte ein Problem mit dem Ischiasnerv. Als ich darauf hinwies, stimmte er mir nicht zu. Er hatte Prostatakrebs und war deshalb operiert worden. Später sagte er mir allerdings, dass er seit dreißig Jahren immer wieder heftigste Ischiasbeschwerden habe. Er hatte dieses Leiden vergessen, weil ihn im Moment nur sein Prostatakrebs beschäftigte: Er war so besorgt wegen der Möglichkeit, der Krebs würde sich in seiner Aura zeigen, dass er an nichts anderes mehr denken konnte.

Die Aura eines anderen Mannes zeigte ein Problem im Bauchbereich an. Er erzählte mir, er habe Diabetes gehabt und ich hätte sein gesundheitliches Problem nicht richtig erkannt. Allerdings nahm er Insulin, deshalb erschienen seine Blutzuckerwerte normal. Die Aura ist einfach eine äußere Widerspiegelung dessen, was im Körper geschieht. Das Lesen der Aura erbringt allgemeine, flüchtige Informationen. Ich kann ein Problem mit der Bauchspeicheldrüse genauer sehen, wenn ich zu einer Behandlung „hineingehe", was ein differenzierterer Prozess ist als das Lesen der Aura. Obwohl die Bauchspeicheldrüse sich im Bauchbereich befindet, wo das

Problem meiner Aussage nach sich abzeichnete, erwartete der Mann mehr Details, als die Aura liefert. Er hatte eine Antwort im Kopf – Diabetes – und hörte nichts über das andere, was damit zusammenhing.

Außerhalb der Workshops habe ich mit Menschen im Koma gearbeitet, die nicht fähig sind, ihre Wünsche oder Überzeugungen mitzuteilen. In dieser Situation müssen die Wünsche der engsten Verwandten respektiert werden, und daher spielen ihre Überzeugungen und Erwartungen eine wichtige Rolle im Heilungsprozess. Eine hilfsbereite Familie, die das Energieheilen akzeptiert, verstärkt durch ihre positiven Absichten die heilenden Absichten, die ich während einer Behandlung aussende. Auf diese Weise spielen auch andere eine direkte Rolle im Prozess der Heilung.

Manchmal rühren engstirnige Überzeugungen von den Aussagen von Medizinern her. Es ist schon traumatisch genug, wenn Krebs diagnostiziert wird. Wenn man dann noch gesagt bekommt, dass er tödlich ist, ist das niederschmetternd. Die Nachricht kann zu einer selbsterfüllenden Prophezeiung werden. Gut möglich, dass wir unsere Situation als hoffnungslos ansehen und mental Kurs Richtung Tod nehmen. Wir müssen natürlich alle irgendwann sterben, aber die Frage ist, wann – und welches Leben bis dahin wir wählen. Durch Achtsamkeit auf Geist, Körper und Seele können wir alle unsere Lebensqualität steigern.

Ich behandelte einmal eine Frau, bei der Jahre zuvor ein multiples Myelom (vom Knochenmark ausgehender Tumor) diagnostiziert worden war. Sie hat konsequent daran gearbeitet, ihre Gesundheit durch Visualisierungen und Energiebehandlungen zu beeinflussen, und jetzt sind ihre Krebstests negativ. Als die Testergebnisse zum ersten Mal keine Anzeichen für Krebs mehr zeigten, wurde diese wunderbare Nachricht von den Ärzten abgetan. Man sagte ihr: „Momentan ist der Krebs weg, aber er wird zurückkommen." Es ist schwierig für einen Menschen, bei seinem Programm positiver Absichten zur Selbstheilung zu bleiben, wenn er oder sie vor düstere Prophezeiungen gestellt wird. Erinnern Sie sich daran, dass niemand genau weiß, was die Zukunft für einen jeden von uns bereithält. Es gibt keinen Zweifel, dass Sie mit Ihrer Zukunft mehr zu tun haben als irgendjemand anders. Ihre Ärzte nennen diese Frau jetzt „die Wunderpatientin".

Eine andere Frau mit Bauchspeicheldrüsenkrebs arbeitet ebenfalls daran, durch Visualisierungen und Energiebehandlungen bei Workshops ihre Gesundheit zu beeinflussen. Vor über zwei Jahren lautete die Diagnose, sie habe nicht mehr lange zu leben: Der Krebs wuchs schnell und zeigte sich nun auch schon in Leber und Lunge. Eine kürzlich durchgeführte Untersuchung ergab, dass ihre Leber und Lunge frei waren und der Pankreas-Tumor geschrumpft war, aber ihr Arzt sagte ihr, dass der Radiologe diese Tatsache in seinem Bericht nicht erwähnte. Im Rahmen seiner Überzeugungen konnte der Tumor nicht geschrumpft sein, und deshalb war er es auch nicht. Wären die positiven Ergebnisse der Frau durch die Intervention westlicher Schulmedizin statt die eigene Energiearbeit des Patienten zustande gekommen, wäre der Radiologe wahrscheinlich geneigter gewesen, zu glauben, was er sah. Tatsächlich waren die Ergebnisse so positiv, dass ihre Ärzte schon davon gesprochen haben, ihre Krankengeschichte umzuschreiben – als Fall einer von vornherein falschen Diagnose. Allen diesen Menschen, die solche Erfolge bei der Genesung erzielt haben, gratuliere ich.

Ich habe oft beobachtet, wie Überzeugungen eine Diagnose beeinflussen können. Für manche Heilberufler ist es einfacher, eine Diagnose zu ändern als die eigene Überzeugung. Die Torpfosten lassen sich verschieben. Die meisten Menschen betrachten die medizinische Diagnose, die sie erhalten, als unbezweifelbares und unumstößliches Faktum. Und doch wird eine Diagnose sehr flexibel gehandhabt, wenn sich ein Krankheitsbild durch andere als westlich-schulmedizinische Mittel bessert. In Fällen, wo die Energieheilung positive Resultate erbrachte, habe ich von skeptischen Heilberuflern schon folgende Reaktionen gehört:

- Mit der Diagnose „lebensbedrohlicher Krebs" haben wir uns von vornherein geirrt, denn der Patient hat ja überlebt.
- Es war überhaupt kein Krebs. Es sah nur aus wie ein bösartiger Tumor. Aber es konnte gar keiner sein, weil er sich ja nicht entsprechend der Diagnose verhielt, sondern geschrumpft oder verschwunden ist.
- Das Rückenmark war nicht komplett durchtrennt wie zunächst angenommen. Es muss noch teilweise intakt gewesen sein, denn Beweglichkeit und Gefühl sind teilweise zurückgewonnen worden.
- Schmerz ist eine subjektive Erfahrung, und deshalb können wir nicht mit Sicherheit sagen, ob er tatsächlich nachgelassen hat oder nicht.
- Der Hirnschaden kann nicht so gravierend gewesen sein wie vermutet, sonst hätte keine volle Genesung eintreten können.

Mit solchen medizinischen Interpretationen gebe ich mich nicht mehr ab. Was zählt, ist, dass sich die physische, emotionale und spirituelle Gesundheit eines Menschen verbessert.

Wenn bei Ihnen eine ernste Krankheit diagnostiziert worden ist, stellen Sie sicher, dass die Diagnose Sie und alle anderen nicht blind macht für andere, damit nicht zusammenhängende Krankheiten, die Sie vielleicht ebenfalls haben. Ich kannte zum Beispiel eine Frau, die Bauchspeicheldrüsenkrebs hatte, aber an einem unbehandelten Darmverschluss starb. Alle, die sie behandelten, waren krebsblind: Sie kamen einfach nicht über diese fünf Buchstaben auf ihrem Krankenblatt hinaus, um zu prüfen, ob sie womöglich noch an etwas anderem litt.

Die Patienten wiederum könnten einiges besser machen, was

das Informieren ihrer medizinischen Helfer über alle therapeutischen Methoden, denen sie sich unterziehen, angeht. Viele Leute geben sich gar nicht die Mühe, die alternativen Therapien, die sie anwenden, mit ihren Ärzten zu besprechen, und im Gegenzug hört der naturheilkundige Arzt nicht immer, welche allopathischen (schulmedizinischen) Wahlmöglichkeiten sich einem Patienten stellen. Dieses zersplitterte Gesundheitssystem, das die Bedürfnisse des medizinischen Verbrauchers bisher nicht optimal bedient hat, verändert sich allmählich.

Trotz der Tatsache, dass viele Angehörige heilender Berufe den Körper immer noch als Kombination einzelner mechanischer Teile ansehen, hat mich die zunehmende geistige Offenheit ermutigt, die ich innerhalb der Medizinergemeinde feststellen konnte. Die Patienten wollen einen Arzt mit zwei Ohren – eines für die holistischen Bedürfnisse, das andere für die allopathischen –, damit ohne Konflikte abgedeckt werden kann, was sie gesundheitlich brauchen. In dem Maße, wie aufgeklärte Verbraucher besser informiert sind und Veränderungen einfordern, versuchen die Heilberufe, die Geist-Körper-Beziehung besser zu verstehen, und beginnen damit, ein holistisches Bewusstsein zu zeigen.

Die alternative oder Komplementärmedizin und die allopathische Medizin beginnen sich gegenseitig zu integrieren. Das wird auch als „integrale Medizin" bezeichnet. Die Mainstream-Medien reflektieren diesen Wandel durch verstärkte Berichterstattung über Gesundheitsthemen wie Meditation, positive Denkweisen, Bewegung oder bewusste Ernährung. Wie bei allen Veränderungen braucht auch diese Zeit und Geduld, und der Weg ist noch weit.

Edgar Mitchell, der Apollo-Astronaut und IONS-Wissenschaftler, ist nicht nur mein wissenschaftlicher Mentor, sondern ich habe ihm durch Energiebehandlungen auch bei einem gesundheitlichen Problem geholfen. Aufgrund früherer Erfahrungen mit Krebs und seiner Arbeit in den Wissenschaften vom Bewusstsein versteht Edgar die Grundideen der Energieheilung. Er meint: „Mein ganzes Leben ist eine Geschichte, wie ich durch verblüffende Erfahrungen immer wieder eins auf die Mütze bekam, was mich dazu getrieben hat, Erklärungen zu suchen."

Jahre bevor wir uns begegneten, war Edgar Mitchell energetisch von Prostatakrebs geheilt worden. Vor ein paar Jahren dann wurde ein Krebstumor in seinen Nieren diagnostiziert. Die Ärzte wollten operieren, aber statt sich für die Operation zu entscheiden, rief er mich an, ob ich vielleicht helfen könne.

Aus fast 8000 Kilometern Entfernung arbeitete ich über sechs Monate hinweg nicht-lokal mit Edgars holographischem Bild, das ich alle zwei Wochen vor mich in den Raum projizierte. Als sehr wirkungsvoll erwies sich die Vorstellung, den Tumor energetisch „auszuwringen", um ihn trocken zu legen. Ich instruierte Edgar, er solle visualisieren, wie alle Gefäßverbindungen des Tumors austrockneten und dieser damit sehr wirkungsvoll von seiner Versorgung abgeschnitten wurde. Er unterzog sich keiner anderen Behandlung, sondern machte einfach weiter mit gesunder Ernährung, Fitnessprogramm und Meditation. Nach einem Monat zeigte eine Computertomographie, dass die Größe des Tumors sich deutlich reduziert hatte. Nach sechs Monaten war die Geschwulst komplett verschwunden.

Edgar weiß, dass wir alle unsere eigenen Selbstheilungsfähigkeiten besitzen, wodurch Gesundheit zu unserer persönlichen Verantwortung wird. Das ist der Kern der Selbstverantwortung. Die Arbeit mit einem Heiler ist immer ein kooperativer Prozess, Heilung ist keine Einbahnstraße, der Heiler ist nur ein Reiseführer. Da seine Erfahrung Edgar schon einmal gezeigt hatte, dass Energieheilung funktioniert, deckten sich seine Überzeugungen und Erwartungen bereits mit der Behandlung. Und sein Körper erinnerte sich, wie schon einmal ein Erfolg zustande gekommen war. Genauso wie Überzeugungen beeinflusst das Körper- oder Zellgedächtnis jedes Ergebnis.

„Wir sind durch die Begrenzungen unseres gegenwärtigen wissenschaftlichen Paradigmas einfach blind geworden", sagt der sechste Mensch, der auf dem Mond spazieren ging. „Die schlichteste Erklärung für meine Genesung sind Adams Fähigkeiten bei der Energieheilung. Irgendwann werden wir eine umfassendere wissenschaftliche Erklärung für Fähigkeiten wie die von Adam (und von uns allen) haben", glaubt Mitchell. „Was wir bis jetzt über den subatomaren Bereich und Quanten-Holographie wissen, ist nur die Spitze des Eisberges."

Was haben alle die Menschen gemeinsam, die in ihrer jeweiligen Disziplin erfolgreich sind? Sie haben hohe Ansprüche und einen starken Glauben an sich selbst. Sie sind Visionäre, ob ihre Vision nun ist, eine olympische Goldmedaille zu gewinnen oder eine Firma aufzubauen. Ihr Glaube an das, was zu erreichen sie unternommen haben, ist klar und unerschütterlich. Wenn es um Gesundheitsprobleme geht, habe ich festgestellt, gehen sie sie mit dem gleichen Engagement an. Ihr Glaube an sich und ihr Selbstvertrauen spiegeln sich in der Disziplin und Wirksamkeit ihrer heilenden Visualisierungen.

Es ist oft recht unkompliziert, Sportverletzungen positiv zu beeinflussen. Ich weiß, dass Profisportler von der Energiearbeit enorm profitieren könnten, weil ihre Karriere von einer schnellen Gesundung abhängt. In den letzten Jahren hat beim Erfolg vieler Athleten die Sportpsychologie eine große Rolle gespielt. Viele verstehen allmählich, wie wichtig es ist, einen angestrebten Erfolg zu visualisieren: Sie wissen, was für ein mächtiges Werkzeug die Visualisierung ist.

Auch die Medien können bei der Gestaltung unserer Gesellschaft, unsere Überzeugungen eingeschlossen, eine enorme Rolle spielen. Die Berichterstattung der Medien über meine Behandlung von Ronnie Hawkins rückte etwas, was vorher ein Randthema gewesen war, in den Vordergrund. „Rompin' Ronnie Hawkins" wird gemeinhin als der Musiker betrachtet, der aus seinem heimatlichen Arkansas in den Fünfzigern den Rock'n'Roll nach Kanada brachte. Während seiner über fünfzig Jahre dauernden Bühnenkarriere hat er so ziemlich mit jedem im Musikgeschäft zu tun gehabt. Außerhalb Kanadas kennt man ihn vor allem wegen seiner Auftritte mit großen Stars. Die Begleitband für Bob Dylan, „The Band", war ursprünglich Ronnies Begleitband und wurde später als eigenständige Gruppe berühmt. 1969 waren John Lennon und Yoko Ono während ihres „Friedenskreuzzugs" auch ein paar Tage bei Ronnie zu Besuch.

Vor ein paar Jahren las ich in einer Lokalzeitung einen Artikel über Ronnie Hawkins und seinen Kampf gegen einen inoperablen Bauchspeicheldrüsenkrebs. Einen Monat vorher war er ins Krankenhaus gegangen, um sich den Tumor entfernen zu lassen, aber die Ärzte konnten nicht operieren, weil der Tumor eine Arterie umwuchert hatte. Dem Artikel zufolge kam Chemotherapie für Ronnie nicht in Frage, und man hatte seinen Krebs als lebensbedrohlich eingestuft. Als ich sein Bild in der Zeitung sah, hatte ich das Gefühl, helfen zu können. Ich kontaktierte seinen Manager, der antwortete, Ronnie sei zu allem bereit. Er hatte noch nie etwas von Energieheilung gehört, aber dachte wohl, er habe nichts zu verlieren.

Er sagte: „Fünf der besten Ärzte der Welt haben mir gesagt, es ist aus. Sie sagten, drei bis sechs Monate, höchstens – dann bin ich weg vom Fenster." Seine Freunde organisierten in Toronto eine private Party zu Ronnies Ehren. Viele Prominente nahmen teil, unter anderem der bekannte kanadische Musikproduzent David Foster, der frühere US-Präsident Bill Clinton, die Schauspielerin Whoopi Goldberg, der Sänger und Komponist Paul Anka, sein Freund Don Tyson, ein Großindustrieller aus Arkansas, und der kanadische Industrielle Peter Pocklington. Es war ein Abend voller Gelächter und Tränen; Ronnie war sehr krank und keiner rechnete damit, dass er das neue Jahr erleben würde.

Zwei Wochen später, im Oktober, wurde Ronnie in den kanadischen „Walk of Fame" aufgenommen. Diese Zeremonie findet normalerweise im Mai statt, aber man rechnete nicht damit, dass er noch so lange leben würde. Nur eine Woche vorher hatte ich mit Fernheilung für Ronnie begonnen. Mit Hilfe eines Fotos verband ich mich über fast fünftausend Kilometer hinweg energetisch mit ihm. Über die nächsten sechs Monate hinweg machte ich ungefähr sechzig Sitzungen mit ihm. Ronnie war verblüfft, dass er diese Behandlungen spürte. Er berichtete von einem Flattern im Bauchbereich, das während jeder Sitzung anhielt.

Ronnies Gesundheitszustand begann sich sofort zu bessern. Jeder war überrascht, dass er das neue Jahr begrüßen konnte. Noch wunderbarer war die Nachricht, dass auf seiner Computertomographie keine Anzeichen eines Tumors mehr zu sehen waren. Eine Kernspintomographie eineinhalb Monate später bestätigte, dass Ronnie krebsfrei war. Seither sind mehrere Jahre vergangen, und Ronnie steht immer noch auf der Bühne und genießt das Leben.

Kurz nachdem erklärt worden war, Ronnie sei krebsfrei, erschien in einem weit verbreiteten amerikanischen Magazin ein Artikel. Dieser Text hatte einen interessanten, aber unerwarteten Effekt. Das Haupt-Marktsegment des Magazins sind Achtzehn- bis Fünfunddreißigjährige, also jüngere Menschen als die, die mich normalerweise um eine Behandlung bitten. Die meisten Leser waren nicht an Gesundheitsfragen interessiert, sondern daran, was diese Informationen mit ihren eigenen ungewöhnlichen Energie-Erlebnissen zu tun hatten. Ein paar Leser des Artikels hatten noch nie das Wort „Aura" gehört, entdeckten nun aber, dass sie seit Jahren aurasichtig waren. Manche sahen Farben, andere hatten ein Gefühl oder einfach eine Art Gewissheit. Eine Frau berichtete, sie empfange immer Informationen, wenn sie physisch in der Nähe von anderen sei – zum Beispiel Informationen über deren

Stimmung oder die Ereignisse vor dem Zusammentreffen. Sie war auch fähig, die Schmerzen eines anderen zu lindern. Als sie das ihrer Mutter anvertraute, hieß es, sie solle eine Tablette nehmen und sich hinlegen; ihre Mutter hielt sie für krank. Andere berichteten auch, man habe ihre Berichte abgetan, statt sie zu bestärken, dass ihre untypischen Erfahrungen echt waren und man ihnen weiter nachgehen sollte; dadurch waren sie nun etwas ratlos. Andere Leser berichteten, ihnen seien die Tränen gekommen, als sie sich an ein bedeutsames persönliches Erlebnis erinnerten, das nicht beachtet wurde.

Es ist immer ermutigend für Menschen mit ungewöhnlichen Fähigkeiten, wenn sie spüren, dass sie nicht alleine sind. Der Artikel erlaubte vielen Menschen, ihre ganz eigenen Erlebnisse zu offenbaren.

Kinder sind sich der Wirklichkeit jenseits unserer fünf Sinne sehr genau bewusst. Es war wunderbar zu erleben, dass viele Heranwachsende nicht vergessen haben, was für sie einmal Gewissheit war. Wenn diese Fähigkeiten ständig abgetan werden, nimmt ihre Intensität mit der Zeit meist ab. Doch mit Übung lassen sich diese Fähigkeiten wieder beleben. Es ist eine Sache der Intention, man muss sich neu orientieren und erinnern, was man vergessen hat. Natürlich gibt es für diese Gewissheit, dass unsere Fähigkeiten über die übliche Sinneswahrnehmung hinausgehen, keinerlei Altersbeschränkung.

Spiritualität

Spiritualität beruht auf unserem intuitiven Wissen, dass unsere Existenz mehr ist, als was uns von den fünf Sinneswahrnehmungen Sehen, Hören, Schmecken, Riechen und Tasten diktiert wird. Schon die bloße Nachfrage, was Spiritualität ist, legt nahe, dass Sie spirituell sind. Es ist der Akt der Kontemplation unserer Existenz. Seit Urzeiten stellt sich der Mensch verwirrende Fragen. Warum sind wir hier? Zu welchem Zweck? Was ist unsere Rolle in diesem Universum? Das Nachdenken über den Sinn des Lebens ist im Grunde spirituell. Alle Organismen, die sich ihrer Existenz bewusst sind, sind in gewissem Sinne spirituell.

Unsere gegenseitige Verbundenheit mit allem in diesem Universum spielt bei der Gestaltung unserer individuellen Spiritualität eine große Rolle. Wie wir uns selbst sehen, geschieht nicht isoliert von anderen und anderem. Die Wege, die wir einschlagen, um unsere Existenz zu begreifen, unterscheiden sich vielfältig, aber diese Suche ist dennoch ein Grundzug unseres Wesens. Die spirituelle Suche kann sowohl persönlich als auch global sein. Die individuelle und kollektive Suche danach, die tiefere Bedeutung unseres Wissens und neuer Ideen zu erfahren, mitzuteilen und zu erforschen, macht uns spirituell. Wie die Menschen auf einem spirituellen Weg vorankommen, ist sehr unterschiedlich. Die einen nehmen sich fast gar keine Zeit, das Universum zu ergründen; andere verwenden das ganze Leben darauf.

Die Zahl der Fragen, die sich stellen könnten, wenn wir über unsere Rolle im Universum nachsinnen, ist grenzenlos. Ich neige dazu, die Sache wissenschaftlich zu betrachten, auch das Leben. Welchen Zweck hat das Leben? Ich persönlich mag das Wort „Zweck" in diesem Zusammenhang nicht, weil es impliziert, dass alles vorherbestimmt ist. Ich glaube, dass das Leben in diesem endlosen fantastischen Universum sich einfach entwickelt hat – von der Singularität bis zu dieser unglaublich komplexen Welt, die wir heute erleben. Die ganze Zeit über gab es unbeschränkte Möglichkeiten, von denen sich einige manifestiert haben und andere nicht. Kaum studieren wir die Quantenwelt, so schauen wir schon den Geheimnissen unserer anscheinend nicht-physischen Natur ins Auge.

Der wissenschaftliche Blick auf das Leben ist für manche Menschen schwer zu akzeptieren. Als Gebilde mit Bewusstsein möchten wir nicht nur das Universum verstehen – eine spannende, unaufhörliche Suche –, sondern Sinn finden. Die gegenseitige Verbundenheit, die die Quantenphysiker beschreiben, hat einen Sinn-Aspekt. Diese Verbundenheit zwischen den individuellen Bewusstseinsformen ist etwas so Komplexes, dass der Versuch, sie zu verstehen, ein produktives und lohnendes Ziel ist. Es wird immer etwas geben, was noch erforscht werden muss oder sich unserem Verständnis entzieht, und der menschliche Hunger nach Antworten lässt sich nicht ignorieren. Die Wissenschaft ist eines der besten Werkzeuge bei dieser Suche.

Viele Menschen finden, die Religion sei die Antwort auf die Frage, wie wir entstanden sind. Es gibt heute auf der Welt viele Religionen, und jeder Anhänger glaubt, seine oder ihre Religion sei die wahre. Spiritualität ist definitiv ein Teil der Religion, aber man muss nicht religiös sein, um spirituell zu sein. Religion ist eine organisierte Form von Gruppen-Aktivität, wogegen Spiritualität eine individuelle Wissens-Ahnung ist, die von innen heraus entsteht. Ein Glaube an Gott oder Allah oder Jehovah wird dann eine Frage des individuellen Vertrauens und der individuellen Erfahrung.

Andere Glaubenssysteme, die nicht als organisierte Religionen anerkannt sind, beinhalten ebenfalls eine spirituelle Lebensführung. Die Kulturen der nordamerikanischen Ureinwohner haben die spirituelle Welt immer sehr geachtet. Diese Anschauungen geben ihnen wichtige Orientierung und Anleitung für ihr Handeln und Reflektieren. In ihren Kulturen ist viel die Rede von Rat gebenden Wesen, die sich in ihren Praktiken und Bräuchen zeigen. Totempfähle sind eine künstlerische Darstellung wichtiger kultureller Informationen, zum Beispiel über Clans, geistige Wesen und bedeutungsvolle Ereignisse, und stellen einen Zusammenhang von Anschauungen zu einer bestimmten Zeit dar. Diese Bilder beinhalten oft Tiere, die als Botschafter und geistige Führer fungieren.

Die indianischen Ureinwohner Nordamerikas haben verstanden, dass individuelle Zufriedenheit auf den kollektiven Bedürfnissen aller beruht. Diese Überzeugung liegt ihrem ganzen alltäglichen Handeln zugrunde und sorgt für Harmonie in ihrer Kultur. Ihre Philosophie „Kooperation statt Konkurrenz" war den Europäern fremd, die das Land der Ureinwohner übernahmen und ihre Kulturen zu beherrschen versuchten. Als die Europäer nach Nordamerika kamen, verbannten sie die spirituellen Anschauungen der Ureinwohner. Dabei ist das, was von den Europäern als primitive und rückschrittliche Kultur betrachtet wurde, im Gegenteil die Richtung, in die wir alle gehen müssen, um globale Nachhaltigkeit zu erreichen.

Viele Kriege in der Geschichte der Zivilisation beruhten auf irregeleiteten religiösen Überzeugungen. Die Botschaft, die alle Religionen einigen kann, ist: Wir sind alle eins. Weil wir alle an dasselbe Informationsfeld angeschlossen sind, müssten wir alle idealerweise eine einheitliche Auffassung von Bewusstsein und Spiritualität haben. Können Sie sich den Frieden in der Welt vorstellen, wenn alle Religionen anfangen würden, aus demselben Buch zu predigen? Dies ist die Einigung, die für das Überleben unserer Welt erforderlich ist.

Es ist von allergrößter Wichtigkeit, lernwillig zu sein und nicht im Sumpf des Dogmatismus zu versinken, der uns spaltet und unseren Fortschritt abwürgt. Ihre Überzeugungen sind letztendlich eine persönliche und private Angelegenheit. Ob Sie sich als Christ, Jude, Hindu, Buddhist, Moslem, Agnostiker, Atheist oder was auch immer einordnen, die Hauptsache ist, dass wir alle unsere Verschiedenheit annehmen und uns gegenseitig akzeptieren.

Ich betrachte den Unterschied zwischen verschiedenen religiösen Philosophien zuallererst als eine Frage der Semantik. Der quantenphysikalische Begriff „Energiefeld" ist austauschbar gegen „die göttliche Macht einer Gottheit". Ich vermeide generell religiöse und kulturelle Begriffe und ziehe die wissenschaftliche Perspektive vor. Wissenschaftliche Begriffe schließen alle ein, statt nur diejenigen, die zu einer speziellen kulturellen Tradition oder einem speziellen religiösen Glauben gehören. Das Ausbalancieren spiritueller Gedanken und Ideen, um für die gesamte Menschheit ein kollektives Bewusstsein zu formen, sollte für jeden das Ziel sein. Ein einheitlicher Zugang würde „Gott" (oder „Allah" oder „Jehovah" und so weiter) als verschiedene Namen für dieselbe Sache betrachten: der „Eine Geist", das kollektive Bewusstsein, die kollektive Energiequelle. Das kollektive Bewusstsein aller Organismen im Universum hat die Tendenz, Ereignisse auf verschiedene Arten zu beeinflussen. Unser unfassendes Ziel sollte sein, zum Wohle aller diese gegenseitigen Verbindungen des Bewusstseins zu begreifen, die wir miteinander und mit allem anderen im Universum teilen.

Spiritualität beruht auf unserer intuitiven Ahnung, dass unsere Existenz ein paar Feinheiten aufweist, die von unseren fünf Sinnen nicht erfasst werden. Wir müssen das Leben achten, indem wir es bewusst leben. Manchmal muss man es hören, manchmal muss man es sehen, und fast immer muss man es fühlen. Unser inneres Wissen wird uns leiten. Indem wir bewusster leben, beginnen wir, uns zu verstehen. Wenn wir uns besser verstehen, werden wir zugänglicher für die Harmonie, die nötig ist, damit wir in einem kooperativen System alle voneinander profitieren.

Spiritualität ist letztendlich ein tiefer Glaube an sich selbst; sie ist die Basis Ihrer Überzeugungen und schließt ein, was Sie ersehnen, erwarten und mit Gewissheit kommen sehen. Wenn Sie Zugang zu Ihrer Spiritualität finden, werden Sie nach vorne schauen können und alles erreichen, was vorstellbar ist. Wenn Sie den Ursprung Ihrer Gedanken verstehen, sind Sie bei jedem Gedanken, jedem Wort und jeder Handlung mit sich mehr im Einklang. Die Klarheit der Bewusstheit steht uns zur Verfügung, damit wir jede Erfahrung interpretieren und mit

Selbstvertrauen nach vorne schauen können. Dann können wir uns auf jede neue Situation und Herausforderung einlassen. Das ist der Schlüssel zum Glück.

Viele spirituelle Überzeugungen liegen im Unbewussten. Indem wir unsere unbewussten Überzeugungen und bewussten Absichten zur Deckung bringen, erwecken wir wirklich und wahrhaftig unsere Spiritualität. Dann können wir unsere Gedanken, Absichten und Handlungen synchronisieren.

Was hat Leiden – vor allem das Leiden an einer Krankheit – mit Spiritualität zu tun? Auf der individuellen Ebene kann das Leiden als Wendepunkt in unserem Leben dienen: Oft ist es ein durchdringender Weckruf, der unsere sofortige Aufmerksamkeit fordert. Betrachten Sie das als Chance, die Kontrolle über Ihre Gesundheit zu übernehmen, denken Sie über Ihr Leben nach und stellen Sie fest, in welche Richtung Sie gehen. Auf lange Sicht erzwingt solches Leiden vielleicht die Entwicklung von Selbstverantwortung und Selbstbestimmung. Der Einbezug von spirituellen Themen ist ein wesentlicher Bestandteil dieser Entwicklung.

Aus einer globalen Perspektive betrachtet, leiden wir alle, wenn einer leidet, weil wir alle miteinander verbunden sind. Natürlich fühlen die, die dem Betroffenen am nächsten stehen, den größten Schmerz aufgrund von dessen Leiden.

In dem Maße, wie die globale Gemeinde schrumpft, entdecken wir zunehmend, dass Menschen jeder Religion zu Nachbarn, Freunden und Verwandten werden. Religion ist ein bestimmtes System von Antworten in einem historischen und kulturellen Kontext auf die spirituellen Fragen, die Menschen stellen. Wir müssen lernen, die Differenzen der Interpretation zu akzeptieren, denn ähnlich ist letztendlich bei allen Religionen das Prinzip der Liebe und des Annehmens. Unsere zunehmenden Verbindungen werden uns helfen, Intoleranz loszuwerden – ein entscheidender Schritt für das Überleben der Menschheit.

Unser wachsendes globales Bewusstsein reflektiert die gegenseitige Verbundenheit, die wir miteinander teilen, und ist die Basis des kontinuierlichen Paradigmenwechsels in unserem Denken.

Manchmal wird ein Mensch vielleicht nicht gesund, weil seine Zeit gekommen ist – die Zeit zu sterben. Sie haben selbst gesagt, dass Sie oft intuitiv diese Information empfangen. Da Überzeugungen so eine große Rolle für unser Wohlbefinden spielen, wie gehen Sie damit um?
Ich glaube, ich sollte einem Menschen das dann nicht sagen. Ich liege nicht immer richtig. Und selbst wenn: Es wäre nicht angemessen, Informationen mitzuteilen, die die Überzeugungen eines Menschen und seine Absicht, gesund zu werden, beeinflussen würden.

Wie viele Behandlungen braucht man normalerweise? Hängt das von den Überzeugungen des Betreffenden ab?
Die Anzahl der Behandlungen hängt primär von der Krankheit ab, obwohl die Manipulation der Energie im Körper von den jeweiligen Überzeugungen des oder der Betreffenden verstärkt oder gebremst werden kann. Viele Krankheiten bessern sich schon mit ein paar wenigen Behandlungen erheblich – darunter Gelenkschmerzen, Kreuzschmerzen, Migräne und Asthma. Selbst wenn ein Mensch jahrzehntelang an einem von diesen Gesundheitsproblemen leidet, lassen sie sich manchmal mit ein paar wenigen Behandlungen beheben. Deshalb ist es unerlässlich, dass die Betroffenen verstehen, was sie für sich selbst tun können. Wie in so vielen anderen Bereichen des Lebens können Sie auf sich selbst immer zählen.

Haben Sie auch schon mit jemandem gearbeitet, dem Sie nicht helfen konnten?
Die meisten, mit denen ich arbeite, spüren einen Unterschied, und wenn sie bei der Behandlung bleiben, geht es ihnen meis-

tens besser. Ungefähr neunzig Prozent von denen, mit denen ich arbeite, spüren etwas während der Behandlungen.

Manche Leute sind neugierig darauf, Energieheilung zu versuchen, haben aber Schwierigkeiten, die Sache richtig zu verstehen. Manchmal fangen sie auch mit den Übungen im Buch an, schaffen es aber nicht, dabeizubleiben. Energieheilung beruht auf Kooperation und erfordert aufseiten des Betroffenen klare Motivation und beharrliches Üben. Jedwede Überzeugung, die damit kollidiert, kann den Rückweg zur Gesundheit behindern. Das heißt, bewusst will der Betreffende gesund werden, aber unbewusst blockiert er den Heilungsprozess.

Kapitel 8

Reinkarnation

*Reinkarnation ermöglicht den
ultimativen Lernprozess bei der
Fortentwicklung aller Dinge.*

ADAM

Reinkarnation ist der Mechanismus der Übermittlung von Informationen aus einem Leben zum nächsten. Sie ist der Prozess wiederholter Wiedergeburt in einem endlosen Kreislauf aus Geburt, Leben und Tod. Ich habe ein paar Erinnerungen an frühere Leben. Die meisten sind fragmentarisch, aber manche sind ziemlich klar und manche traumatisch.

Vor Hunderten von Jahren war ich Mitglied eines amerikanischen Indianerstammes. Meine Heimat war umgeben von grasbewachsenen Hügeln, und in der Nähe floss ein Fluss. Das Leben war friedlich. Dann brachte eines Tages ein Späher beunruhigende Neuigkeiten. Er hatte mit angesehen, wie ein Nachbarstamm dezimiert worden war, und die Mörder waren auf dem Weg zu unserem Dorf. Sofort wurde eine Versammlung einberufen. Der ältere Medizinmann sagte, dass zwölf Männer zur Verteidigung des Dorfes zurückbleiben würden. Alle anderen sollten sofort aufbrechen und sich so weit wie möglich entfernen.

In Minutenschnelle waren Frauen, Kinder und viele Männer weg. Mein jüngerer Bruder und ich blieben mit zehn anderen Männern zurück. In diesem Moment sagte der Schamane, der Hauptzweck unseres Zurückbleibens sei, den anderen einen Vorsprung zu geben, damit sie dem drohenden Angriff entgehen konnten. Er offenbarte uns auch, dass alle zwölf, die zurückgeblieben waren, bei der Verteidigung des Dorfes getötet werden würden. Jahre zuvor, als ich jung war, hatte er mir schon gesagt, dass mein Bruder und ich zusammen sterben würden.

Als wir an jenem Abend um das Feuer saßen, sprach keiner. Jeder von uns starrte schweigend in die Flammen, in Gedanken versunken. Gleich nach Sonnenaufgang wurden wir von einigen Männern eines anderen Stammes angegriffen. Sie wurden von Weißen begleitet. Einer der Weißen richtete einen Stock auf mich. Ich griff ihn mit meiner keulenartigen Waffe an. Als ich vor ihm stand, merkte ich, dass ich blutete. Ich hatte nicht erkannt, dass der Stock ein Gewehr war, weil ich noch nie ein Gewehr gesehen hatte: Ich konnte gar nicht wissen, dass ich angeschossen war.

Als ich hinstürzte und die Hände auf die Brust presste, drehte ich den Kopf zur Seite. Ich fand mich Auge in Auge mit meinem Bruder liegend, der nur ein paar Schritte entfernt lag. Er wurde von den Angreifern zu Boden gedrückt und bei lebendigem Leib skalpiert. Er sah mich, und unsere Blicke trafen sich. Der Schrecken in seinen Augen zerriss mich. Ich konnte nichts für meinen kleinen Bruder tun; ich starb ebenfalls. Also lächelte ich ihm zu. Das war alles, was ich ihm geben konnte: ein Lächeln.

Die Erinnerung an dieses Leben ist immer noch eine hoch emotionale Sache für mich. Deshalb verstehe ich, welchen Einfluss Erinnerungen auf das Leben eines Menschen haben können. Manche Menschen haben lebhafte Erinnerungen an frühere Leben, andere erinnern sich an Bruchstücke, und viele

Menschen erinnern sich an gar nichts. Ganz gleich, ob wir uns erinnern oder nicht, unsere früheren Leben haben einen Einfluss auf unsere emotionale und damit auch körperliche Gesundheit.

Reinkarnation ist ein natürlicher Prozess, ein alltägliches Ereignis im Universum. Eine wissenschaftliche Definition von Reinkarnation müsste Theorien heranziehen, die von unserem derzeitigen physikalischen Wissensstand abgeleitet wären, vor allem dazu, wie Energie sich im Universum verhält. Eines der Gesetze der Physik ist, dass Energie weder geschaffen noch zerstört werden kann. Reinkarnation, die ja beinhaltet, dass die Energie-Essenz eines Menschen von einem Leben zum nächsten weitergegeben wird, ist davon keine Ausnahme: Der Verbund der Energie-(Licht-)Frequenzen eines Menschen hört beim Tod nicht auf, sondern überträgt sich ins nächste Leben.

Im Kontext von Licht-Emission und subtilen Energien, den ich bereits besprochen habe, ist Reinkarnation nichts schrecklich Mysteriöses. Wie ich bereits beschrieben habe, hat jeder von uns eine einzigartige Frequenzverbindung zum universalen Informationsfeld; das ist unsere charakteristische Anbindung an alles und zu jeder Zeit, und unsere ewige Energie-Essenz. Diese Energie-Essenz wird in vielen Religionen als „Seele" bezeichnet. Es ist die gesamte Information aus allen früheren Leben – die einmalige Art und Weise, wie das Licht alle Ihre Zellen während all Ihrer Inkarnationen koordiniert hat. Das sind Sie. Die kumulierte Lichtfrequenz, die von einem vielzelligen Organismus emittiert wird (wie etwa einem Menschen oder Tier), koordiniert und vereinheitlicht alle Zellen in ihrem Bereich zu einem harmonischen Organismus. Während sie die Essenz des Lebens in einem neuen Organismus wird, macht diese vereinheitlichende Lichtfrequenz zum Zeitpunkt des physischen Todes einen Transformationsprozess durch.

Reinkarnation, als ein Mittel, um die Energie-Essenz zu erhalten, ist entscheidend für die menschliche Evolution und auch für alle anderen Geschöpfe groß und klein[5]. Sie ermöglicht die ultimative Lern-Erfahrung in der Fortentwicklung aller Dinge.

Jeder lebende Organismus hat einen Brennpunkt für seine Licht-Emissionen. Dieser Punkt ist das Zentrum des Informationsaustauschs, und an ihm hat das Licht, das innerhalb des Körpers emittiert wird, die größte Konzentration. Wenn ich mich an das Hologramm eines Menschen anschließe, erscheint mir dieser Brennpunkt als helles weißes Licht etwa im Zentrum des Gehirns. Das ist der Ort, von dem aus wir uns auf das Informationsfeld einstimmen.

Im Leben ist der Körper immer in einem dynamischen Zustand des Ungleichgewichts im Hinblick auf Biophotonen-Emissionen und biochemische Reaktionen. Der permanente Zustand des Neu-Ausbalancierens, der Fluss, ist der Zustand des Ungleichgewichts. Im Leben ist unsere Energie nie völlig ausgeglichen. Das Leben ist ein ständiger Prozess des Hin-und-her-Balancierens zwischen Emissionen und Reaktionen. Im Moment des Todes erreicht der Körper einen Zustand des Gleichgewichts. Damit ist schließlich eine Balance erreicht. Die Lichtfrequenz – die Energie-Essenz – zerstreut sich und manifestiert sich irgendwann im neuen Organismus, identisch mit ihrer vorherigen Form.

Geisteszustand und Intentionen eines Menschen im Moment des Todes haben einen großen Einfluss auf das, was während des Übergangs von einem physischen Leben zum nächsten passiert. Ihre charakteristischen Merkmale im Leben – Ihre Art, Ihre typischen Denkmuster – beeinflussen das Muster Ihrer Energie-Essenz im nächsten Leben. Die Gedanken, sowohl bewusst als auch unbewusst, die Sie zurzeit Ihres Todes haben, spielen eine große Rolle bei der Bestimmung

5   Anspielung auf das englische Kinderlied „All things bright and beautiful" von Cecil Frances Alexander 1848 (Anm. d. Übers.).

Ihrer nächsten inkarnierten oder körperlichen Gestalt. Diese Gedanken decken sich natürlich mit Ihren typischen Persönlichkeitsmustern.

Allgemein gesagt, wenn Sie in Ihrem ganzen Leben gute Gedanken und Absichten hatten, dann werden Sie im Moment des Abschieds oder Todes daran denken. Es ist möglich, dass jemand, der ein beispielhaftes Leben gelebt hat, im Moment des Todes keine Verbindung zu positiven Absichten hat. Umgekehrt hat vielleicht ein anderer Mensch das Leben eines zornigen, selbstsüchtigen Menschen gelebt, schafft es aber, in dieser Übergangsphase positive Gedanken und Absichten auszustrahlen. Obwohl es möglich ist, gegen Ende des Lebens die eigene Tendenz zu ändern, ist es viel leichter, einen gut etablierten Weg weiterzuführen. Es macht viel mehr Arbeit, einen neuen aus dem Boden zu stampfen.

Worauf Ihre Intention im exakten Moment des Todes gerichtet ist, ist bestimmend für die Richtung, die Ihr neues Leben einschlagen wird. Ihre Gedanken emittieren eine spezifische Energiefrequenz, die sich mit allem anderen verbindet und es beeinflusst. Das beeinflusst den Austausch von Informationen zu diesem Zeitpunkt. Wenn Ihre Gedanken vage und ziellos sind, wird ihr nächster Körper genauso zufällig bestimmt, wie Ihre Gedanken zufällig sind. Wenn Sie mit klarer, konzentrierter Intention denken, ist es wahrscheinlicher, dass Sie die Ereignisse beeinflussen. Ihre Gedanken zurzeit des Todes werden von den Umständen Ihres Todes beeinflusst. Ein gewaltsamer, hoch emotionaler oder schmerzhafter Tod hat einen anderen Einfluss als ein friedliches Dahinscheiden im Schlaf.

Unsere Intentionen sind wie ein Kompass in dem Sinne, dass sie unsere Energie während dieser Übertragung lenken. Wohin der Kompass zurzeit des Todes zeigt, gibt uns die Richtung vor. Das können wir durch unsere Entscheidungen beeinflussen. Absichten beeinflussen alles viel mehr, als wir vielleicht denken. Es ist wichtig zu verstehen, wie entscheidend Selbstreflexion und Selbstprüfung sind, wenn es darum geht, unseren Einfluss auf unser Schicksal zu maximieren. Ihre Intention ist der ausschlaggebende Prozess beim Übergang von einem Leben zum nächsten. Natürlich kommen zurzeit des Todes viele Faktoren zusammen, um den Weg des Übergangs zu pflastern, den Weg ins nächste Leben: Was herauskommt, ist auch ein Resultat der Summe aller kleineren Einflüsse und Erfahrungen Ihres Lebensweges.

Zum Zeitpunkt des Todes ist es wichtig, über die eigenen Intentionen nachzudenken und was geschehen soll. Es läuft alles auf die Intentionen hinaus. Welche Botschaften senden Sie ins Feld hinaus? Indem Sie Ihre bewussten und unbewussten Gedanken zur Deckung bringen, sich mit emotionalem und psychologischem Ballast auseinander setzen, damit dessen Einfluss auf Ihr tägliches Leben vermindern und sich täglich Affirmationen geben, können Sie lernen, Ihre Intention zu fokussieren.

Ihr Bewusstsein, in jedem Atom und jeder Zelle präsent, existiert auch außerhalb Ihres Körpers. Ihr eigenes Bewusstsein, nicht irgendeine äußerliche Kraft, lenkt Ihr neues Leben und Ihre neue Inkarnation. Die Macht, Ihr eigener Führer zu sein, liegt völlig bei Ihnen.

Die Kombination aus Ihren Einstellungen und dem Grad Ihrer Bewusstheit bringt Sie auf eine gewisse Schwingungsebene, und Sie schwingen in Resonanz mit (oder werden beeinflusst von) dem Bewusstsein oder der Energie von anderen auf einer ähnlichen Schwingungsebene. Sie werden auch vom kollektiven Bewusstsein beeinflusst, allerdings nicht in einem Grad, der Ihre Intention umlenkt.

Viele von uns sind von den Berichten über Nahtod-Erfahrungen fasziniert. Dabei geht es fast immer um ein intensives, helles Licht und manchmal Gefühle der Wärme, die mächtiger sind als die Sonne. Die Menschen berichten von intensiven

Emotionen wie überwältigender Liebe, Glück, Freude und Zufriedenheit. Vor ihrem geistigen Auge spielt sich ihr gesamtes Leben noch einmal ab – jeder Gedanke, jedes Wort, jede Tat. Gefühle des Friedens und der Ruhe begleiten die Betreffenden oft noch lange danach.

Diese Berichte aus allen Epochen der Geschichte, sowohl von Erwachsenen als auch von Kindern, stimmen kultur- und religionsübergreifend miteinander überein. Eine außerkörperliche Erfahrung wird gefühlt als spirituelles bewusstes Gewahrsein, wie wir alle es im Prozess des Todes und der Reinkarnation erleben werden. Der Unterschied ist natürlich, dass in einer Nahtod-Erfahrung der Tod nicht eintritt, so dass der oder die Betreffende im selben Körper das Bewusstsein wiedererlangt. Der Prozess der Transformation ist unvollständig. Im Prozess der Reinkarnation andererseits gibt es einen Punkt, an dem es kein Zurück mehr gibt: wenn unsere Verbindung zu den Erinnerungen im Feld sich von der bewussten und unbewussten Ebene des Selbst weg und zum Unbewussten des neuen Selbst hin verlagert.

Den Berichten von Menschen zufolge, die eine Nahtod-Erfahrung hatten, erleben wir im Moment des Todes ein intensives Licht. Manche Menschen berichten, dieses Licht gesehen zu haben, andere fühlen es. Dieses helle Licht prägt alle Daten, die in uns auf unserer spezifischen Frequenz oder Schwingung enthalten sind – unsere Signatur. Als Nächstes gehen wir durch etwas, was wie ein Tunnel aussieht, und erleben ein überwältigendes Gefühl gegenseitiger Verbundenheit mit allem und jedem im Universum, und deshalb das Feld. Dieses Gefühl, ein Teil von allem zu sein, wird begleitet von unserem Wissen, dass wir keine isolierten Bewusstseinsträger sind. Wir sind in Wirklichkeit ein kollektives Bewusstsein.

In den neuen physischen Körper sind die Informationen eingeprägt, die alle Daten aus allen früheren Leben enthalten. Wie ich weiter oben gesagt habe, wird die Verbindung zwischen diesen Informationen im alten Körper und der neuen Inkarnation über die Intentionen und Gedanken im Moment des Todes von der einzigartigen Frequenz des Betreffenden gesteuert.

Um den Prozess der Reinkarnation würdigen zu können, muss man unbedingt verstehen, dass Dreh- und Angelpunkt bei der menschlichen Fortpflanzung Energie und Lichtfrequenzen sind. Die Energie des Eies ist anders als die Energie der Mutter. Das Ei allein hat die Lebenskraft noch nicht, also das Licht, das die Zellen zusammenbindet. Im Moment der Befruchtung, wenn die Energien von Ei und Spermium verschmelzen, erlangt die neu geschaffene Wesenheit die Lebens-Licht-Kraft. Diese Signaturfrequenz der Licht-Information beginnt, den Embryo zu beeinflussen, und koordiniert die Entfaltung des neuen Organismus. In dieser neuen Form taucht das Bewusstsein wieder auf.

Auf diese Weise wird unsere Verbindung zu allen Informationen im Feld vollständig, und unsere Biophotonen-Emissionen entzünden sich mit dem Licht des Lebens. Aus jeder Zelle dringt Licht, und eine Aura erscheint um den neuen Körper, während die Energie aller Zellen beginnt, die Zellfunktionen im Gleichlauf mit der Frequenz zu koordinieren. Dieses energetische Selbst ist die Essenz des Lebens. Das ist es, was weiterlebt und sich im Prozess der Reinkarnation mit einem neuen Körper verbindet.

Der Tod ist ein unvermeidlicher Teil des Reinkarnationsprozesses. Ich habe noch nie einen Menschen sterben sehen, aber ich habe den Tod unserer Katze erlebt, und der energetische Prozess des Todes muss derselbe sein, denn Katzen und Menschen sind beides Vielzeller. Als unsere Katze mit einundzwanzig Jahren eingeschläfert wurde, schaute ich ihr die ganze Zeit, während sie starb, in die Augen. Als sie starb, zerfiel das harmonische Fließen ihrer Aura in Bruchstücke. Die ganzen strahlenden Farben verblassten zu Grautönen. Dann kam ein

Muster wie bei statischer Elektrizität, während die Bewegung der Aura allmählich langsamer wurde. Nach ungefähr einer halben Stunde war ihre Aura ganz grau und stagnierte fast völlig. Ich hielt meine Gedanken fest, was für eine wunderbare Freundin sie mein ganzes Leben lang gewesen war, weil ich wusste, dass das ihre letzten Gedanken und Eindrücke in diesem Leben beeinflussen würde. Ihre neue Inkarnation wird daraus Anleitung und Orientierung beziehen, genauso, wie es bei Menschen ist.

Die Frage, wie lange wir zwischen den Inkarnationen ohne physischen Körper bleiben, ist bedeutungslos, wenn wir außerhalb des Körpers sind. In diesem Zustand werden wir von den Begrenzungen von Raum und Zeit nicht mehr eingeschränkt. Wir sind nur Energie als Information, so wie immer. Die Illusion unseres physischen Selbst hat uns Regeln gegeben, die nicht mehr gelten. Im Tod hat unsere Energie die Form von Wellen, die nicht mehr eine Funktion der Zeit darstellen in derselben Art wie Energie, wenn sie Materie-Teilchen ist.

Noch einmal: Wir alle haben die Fähigkeit, unsere Inkarnationswahl zu beeinflussen, indem wir, während wir leben, unsere Energie durch Gedanken und Intentionen manipulieren. Was wir in einem Leben erreichen, ist eine Fortsetzung von dem, was wir im anderen erreichen können. Wir lernen, und wir lernen immer weiter.

Wenn wir irgendeine Rechenschaft schuldig sind, dann die, zu der wir durch die Selbstreflexion unserer Gedanken, Worte, Handlungen und Intentionen kommen. Wir allein kennen jeden unserer Gedanken und jede Handlung während unseres Lebens. Nur wir können uns vorstellen, welchen Einfluss unser Leben auf etwas anderes und daher alles andere gehabt hat. Wir müssen vor uns selbst geradestehen und sichten, was wir getan haben. Das sollte man nicht als Aburteilung verstehen, denn es ist eine Ausweitung unseres lebenslangen Lernprozesses. Wenn wir eine Lehre aus etwas ziehen müssen, wird uns das durch die Selbstreflexion klar. Das ist derselbe Selbstreflexionsprozess, den wir angewendet haben, um die eigenen Selbstgespräche und Überzeugungen zu erschließen.

Unsere Erinnerungen aus diesem Leben enden mit dem Tod. Ein Umschwung findet statt, der die Vernetzung aller Erinnerungen im Feld in das Unbewusste des neuen Körpers transformiert. Es wird eine ganz spezifische Energie reinkarniert, und insofern bleibt unsere Verbindung zum Feld identisch. Wenn sich diese Frequenz jedoch mit dem neuen Körper verbindet, beginnen mit dem Erlebnis der neuen Umgebung sofort die Veränderungen. Sobald unser bewusstes Gewahrsein in eine neue physische Gestalt zurückkehrt, beginnen diese verschiedenen Erfahrungen unsere Wahrnehmung der Ereignisse zu formen. Ihr unbewusstes Selbst, das Depot Ihrer Energie-Essenz, ist die Ansammlung Ihrer vielen Leben. Sie sind, alles in allem, die Summe vieler Existenzen.

Bei jeder Reinkarnation kommen zwei Perspektiven zusammen: Der Mensch des früheren Lebens und der Mensch im neuen Leben. Aus der Perspektive des Menschen im früheren Leben endet mit dem Tod alles. Der Energie-Informationstransfer vom alten Körper zum neuen liegt außerhalb des bewussten Gewahrseins. Allerdings setzen sich die Erinnerungen an das frühere Leben im neuen Leben fort, ob Sie als „Neuer" sich ihrer nun bewusst sind oder nicht. Diese Erinnerungen klingen in jeder Zelle Ihres Körpers fort, weil Ihre einzigartige Verbindung zum Feld aller Informationen allgegenwärtig ist – das heißt, gleichzeitig überall. Reinkarnation erlaubt uns, die Weisheit und die Erkenntnis aufzubauen, die uns helfen, durch unsere sich entfaltende Seele weise Entscheidungen zu treffen. Das ist die spirituelle Evolution. Letztendlich sollte ein besseres Verständnis dieses Prozesses zu einer tieferen Wertschätzung für die gesamte Menschheit führen.

Wir können durch konzentrierte Intention beeinflussen, wer, was, wo und wann unser nächstes Leben sein wird. Wir können wählen, mit wem wir die engsten Beziehungen haben, was wir lernen wollen und müssen und was wir zum Wohl der Allgemeinheit beitragen können. Ihre Intentionen haben eine viel größere Wirkung, als Ihnen vielleicht bewusst ist. Seien Sie weise in der Wahl Ihrer Wünsche.

Wie und wann prägt die holographische Information aus einem früheren Körper die neue Inkarnation? Wie und wann wird diese Information übertragen?
Ich bin nicht sicher. Es könnte im Moment der Empfängnis sein, weil da die Biophotonen-Emissionen anfangen, die Entwicklung der Zellen zu koordinieren. Diese Zellen machen Sie aus – was an Ihnen einzigartig ist. Es ist die Art und Weise, in der die Licht-Emissionen Ihre Zellen organisieren, die Ihren Geist ausmacht – Ihr Bewusstsein. Sobald Licht beginnt, die Bildung der Zellen zu koordinieren, ist Bewusstsein vorhanden. Und in diesem Bewusstsein ist alle Information aus allen früheren Leben enthalten.

Welche Form nehmen wir an, nachdem wir gestorben sind und den Körper zurückgelassen haben?
Wir werden zu einer anderen Energieform – oder zu dem, was ich eine Wellenfunktion nenne. Das ist genau, was Sie sind – eine Wellenfunktion, ob Sie nun in einem physischen Körper stecken oder nicht. Ohne einen physischen Körper werden Sie vom Feld absorbiert und haben weiterhin energetische Eigenschaften. Sie sind sich vielleicht nicht völlig klar bewusst, wo Sie sind oder was passiert, aber Ihre Intentionen werden die Dinge trotzdem beeinflussen.

Kann ein Tier sich als eine andere Art Tier reinkarnieren – zum Beispiel als Mensch?
Ja. Im Fall meiner Katze zum Beispiel betrifft der Großteil ihrer Erinnerungen Menschen. Ihre Intentionen während

ihres Lebens und zur Zeit ihres Todes werden auf Menschen gerichtet sein, weil sie ihr ganzes Leben immer mit Menschen zusammen war. Wenn Ihre Absichten ständig Menschen betrafen, sind die Chancen hoch, dass sie als Mensch zurückkommt. Die Intentionen sowohl von Menschen als auch Tieren zurzeit des Todes sind ein Hauptfaktor, welche Form eine Inkarnation annimmt.

KAPITEL 9

Karma

*Unsere Realität wird von Karma beeinflusst,
aber nicht determiniert.*

ADAM

Ich werde bei meinen Workshops oft zu Karma – der Natur und dem Einfluss der Energie, die von einer Inkarnation zur nächsten übertragen wird – und seiner Beziehung zu Krankheit befragt. Gesundheit und Heilung sind ein Teil dessen, was wir sind und was wir gewesen sind. Bei mir zum Beispiel ist einmal ein gesundheitliches Problem aus der Vergangenheit wieder aufgetaucht.

Vor ein paar Jahren gehörte ich zu den Heilern, die zum „First Nations International Healing and Medicines Gathering"[6] eingeladen waren, veranstaltet vom Stamm der Nekaneet in Saskatchewan. Es fand in der schönen Prärielandschaft statt, wo die Stämme der Cree seit Jahrhunderten leben. Es war eine Ehre, an den traditionellen indianischen Zeremonien teilzunehmen und mit Schamanen aus der ganzen Welt zu arbeiten.

6   Siehe Anmerkung zu Kap. 7, S. 126.

Während der gesamten Woche dieser Versammlung standen vor dem Tipi eines der zehn Schamanen, die den heilenden Kreis bildeten, immer lange Warteschlangen. Wenn ich morgens zu meinem Tipi kam, standen vor dem anderen immer schon Leute Schlange. Wenn ich abends ging, war immer noch eine lange Reihe übrig. Ich schaffte es nicht, den Schamanen auch nur einen Augenblick lang zu sehen, denn er verließ sein Tipi nicht und aß und schlief auch dort.

Nach der Schlusszeremonie packte ich meine Sachen, als ein Mann mich ansprach. Er stellte sich als Assistent jenes Schamanen vor. Der Helfer sagte, dass der Schamane mich jetzt gerne treffen würde, wenn es möglich sei. Meine Mutter wollte den Schamanen auch kennen lernen, also gingen wir zusammen zu seinem Tipi.

Wir beide, der Schamane und ich, erkannten uns gegenseitig sofort und sprachen in telepathischen Bildern davon, uns in einem früheren Leben gekannt zu haben. Wir hatten zum selben Stamm gehört, wobei ich der Ältere gewesen war. Er erinnerte sich, wie wir beide zu Pferde saßen und mir ein Pfeil in die rechte Schulter geschossen wurde. In telepathischen Bildern fragte er mich, wie es meiner Schulter gehe. Ich krempelte den Ärmel hoch und zeigte ihm eine Narbe an meiner rechten Schulter.

Die Schulterverletzung aus dem früheren Leben ist mir anscheinend in dieses Leben gefolgt, denn als ich in meinem jetzigen Leben dreizehn war, wurde ich bei einem Bus-Unfall an der rechten Schulter verletzt und musste operiert werden. Ich hätte mehrere Möglichkeiten gehabt, den Sturz abzufangen, als der Fahrer eine Vollbremsung machte, aber es war meine Schulter, die das meiste abbekam. Das heißt nicht unbedingt, dass die Schulterverletzung in meinem jetzigen Leben sicher feststand. Sie war nicht unvermeidlich oder unabwendbar. Karma verursacht Ereignisse nicht direkt. Ein karmischer Einfluss ist eher wie eine Tendenz oder eine Wahrscheinlichkeit: Karma bewirkt, dass sich etwas in einer bestimmten Weise oder Reihenfolge ereignet. Meine Schulterverletzung wurde nicht direkt durch den karmischen Einfluss verursacht, aber dieser Einfluss spielte eine Rolle dabei, dass ich den Sturz mit der Schulter abfing. Als ich auf das Ereignis reagierte, lag meine Reaktion vielleicht im Unbewussten.

Nach einem kurzen Gespräch verabschiedeten wir uns, denn vor seinem Tipi stand immer noch eine lange Reihe von Leuten, die den Schamanen treffen wollten. Ich bin sicher, dass unsere Wege sich wieder kreuzen werden.

Man stellt sich Karma meistens als Ballast vor, den man von einem Leben zum nächsten trägt. Jedoch liefert uns wieder einmal ein physikalisches Gesetz ein genaueres Bild: Zu jeder Aktion gibt es eine gleich große, entgegengesetzte Reaktion. Das weist darauf hin, dass Energie einem Gleichgewicht zustrebt. Manche Menschen nehmen dieses Gesetz, wenden es auf moralische Erwägungen an und nennen es Karma. Eine weit verbreitete Annahme ist zum Beispiel: Sie sind voller böser Absichten in einem Leben und haben deshalb das Karma, im nächsten Leben Wiedergutmachung zu leisten, womit Sie Gut und Böse ausbalancieren oder ins Gleichgewicht bringen.

Mir scheint, dass manche Menschen den Einfluss von Karma auf Ereignisse unter- und andere ihn überschätzen, indem sie behaupten, dass alles Unglück durch Karma bedingt ist. Karma spielt eine subtile Rolle in unserem Alltagsleben. Es ist nicht aktiv, um Sie für Ihre Handlungen in einem früheren Leben zu bestrafen. Für mich ist Karma kein strenges System der Wiedergutmachung und auch nicht vorherbestimmt. Es ist einfach Energie – und Sie erinnern sich, es gibt keine gute oder schlechte Energie; Energie ist einfach Energie, die sich auf verschiedene Arten gemäß natürlichen Gesetzen bewegt und arbeitet. Und Karma ist nicht auf Menschen beschränkt, sondern betrifft alle lebendigen Organismen.

Nachkommen können vom Karma der Eltern beeinflusst werden – aber im atmosphärischen, nicht im genetischen Sinne. Im Mutterleib wächst und entwickelt sich das Baby, umgeben von der Energie der Mutter. Die Energie der Mutter ist wie ein elektrischer Leiter. Der Fötus zieht die Energie der Mutter an, hat aber seine eigenen Energiemuster. Jedoch bewegt er Energie im Allgemeinen in derselben Weise wie die Mutter und erlebt daher ein ähnliches Fließen.

Wie ich bereits erläutert habe, emittiert jeder Organismus eine einzigartige Lichtfrequenz, die ihn mit dem Informationsfeld verbindet. Diese Verbindung kann die Wahrscheinlichkeit gewisser Ereignisse erhöhen. Die von Ihrem Körper ausgesandten Lichtfrequenzen können Ereignisse auf subtile Weise beeinflussen, was wiederum in der Häufung größere Ereignisse beeinflusst, die auf den ersten Blick damit nichts zu tun haben.

Wenn Sie zum Beispiel dauernd wütend sind, werden Sie diese Emotion nach außen zeigen, und Ihre Frequenz wird eng mit der von Aggression korrelieren. Die Ereignisse um Sie herum werden in einem Umfeld der Aggression gedeihen. Bestimmte Ereignisse werden wahrscheinlicher, etwa Konflikte mit anderen Menschen, was zu einer Verkettung von Ereignissen führt, die in Ihnen den Gedanken auslösen, dass Sie schlechtes Karma haben. In Wirklichkeit zieht aber Ihre wütende Einstellung einfach mehr Wut an. Was Sie als Ihr Karma bezeichnen, ist das Ergebnis Ihrer gewohnheitsmäßigen Gedanken und Intentionen.

Während die Essenz eines Menschen sich reinkarniert, tendieren bestimmte Charakterzüge oder Neigungen aus dem früheren Leben dazu, sich im nächsten fortzusetzen; auch das ist Karma. Diese Neigungen wiederum beeinflussen die Ereignisse, die in Ihrem neuen Leben passieren. Also könnte man sagen, die Energie-Essenz eines Menschen hat, auch wenn sie nicht mit der im früheren Leben identisch ist, mit ihr eine gewisse Ähnlichkeit. Unterschiede gibt es immer; alles verändert sich dauernd. Jedes Leben ist ein neuer Anfang. Denken Sie daran: Wenn Sie reinkarnieren, ist Ihr Körper in einer anderen Zeit und oft an einem anderen Ort, das bedeutet: neue Erfahrungen. Sie werden einen neuen genetischen Aufbau haben und in einer anderen Umgebung aufwachsen. Diese Einflüsse können das Karma abschwächen.

Die Umwelt spielt eine einflussreichere Rolle in unserem Leben als die Gene. Bestimmte Umgebungen lassen gewisse Energien gedeihen und andere unwichtig werden. Wenn Sie in einer Umgebung aufwachsen, die Wachstum fördert, dann wird Wachstum für Ihre Gedanken und Intentionen charakteristisch sein und Sie werden entsprechend vorankommen. Wenn Sie andererseits in einer von Angst geprägten Umgebung klarkommen müssen, wird diese negative Konditionierung zu einer ganz speziellen Herausforderung werden. Das ist der Grund, weshalb Karma nur ein Einfluss unter vielen sein kann und keine Bestimmung. Nichts ist vorherbestimmt.

Wir wählen unseren Weg selbst; der freie Wille steuert unsere Reise. Unsere unbewussten Erinnerungen aus früheren Leben und die Ähnlichkeit der Frequenz zwischen dem einen und dem anderen Leben haben eine Wirkung. Aber wir können diese Tendenzen als zu meisternde Herausforderungen betrachten. Wir schaffen unser Schicksal selbst: Karma ist nur einer von vielen Einflüssen auf die Ereignisse. In unserem neuen Selbst können wir neue Möglichkeiten anstreben und schaffen, um bereits existierende karmische Muster positiv zu beeinflussen. Es gibt immer die Wahl – und daher das Potenzial –, neu anzufangen. Wir können bewusst wählen, wie wir auf irgendwelche karmischen Einflüsse, unbewusste Programmierungen und die Umgebung, in die wir gestellt sind, reagieren wollen.

Es gibt kein karmisches Gesetz, dass man alle schlimmen und hässlichen Geschehnisse aus früheren Leben noch einmal durchleben müsste, sogar dann nicht, wenn Sie sich in diesem Leben sehr anschaulich an gewisse Geschehnisse und Erfahrungen erinnern. Aber Erinnerungen aus früheren Leben können traumatisch sein. Der Grund ist, dass die lebhaftesten Erinnerungen oft beim Übergang stattfinden, also im Moment des Todes, weil wir die klarste Erinnerung an die emotional am stärksten aufgeladenen Ereignisse haben. Diese Momente, in denen intensive Emotionen sich mit dem Gedächtnis verweben, geben uns Erinnerung an das Erlebnis. Erinnerungen an frühere Leben sind normalerweise unbewusste Gefühle, die von Ereignissen im gegenwärtigen Leben ausgelöst werden.

Jeder empfängt Eindrücke oder Gefühle in Bezug auf vergangene, gegenwärtige oder zukünftige Ereignisse. Jeder Mensch reagiert anders auf solche Empfindungen. Viele Menschen verlassen sich extrem stark auf ihren Bauch-Instinkt. Andere versuchen angestrengt, die Signale abzutun, die ihr Unbewusstes ihnen gibt.

Es ist mir oft möglich, Bilder aus dem früheren Leben eines Menschen zu empfangen. Im Allgemeinen sind diese Bilder flüchtig und zufällig. Manchmal sagen sie den Betreffenden sehr viel, wenn ich sie schildere, manchmal auch nicht. Die Bilder finden bei den Betreffenden keine Resonanz, wenn sie nicht irgendetwas Bedeutsames erlebt haben, das diese unbewusste Information aus einem früheren Leben mit Ereignissen im jetzigen Leben verbindet.

Um auf Information aus früheren Leben zuzugreifen, verbinde ich mich mit dem Betreffenden auf die gleiche Weise wie bei einer Behandlung. Ich spreche dann das Zentrum des Gehirns an, wo das Licht und deshalb die Information am höchsten konzentriert ist. Hier ist die Stelle, wo ich Informationen über frühere Leben empfange.

Eine Frau, der ich einmal begegnete, wollte wissen, was ich von ihren früheren Leben sehen konnte. Als ich ihre Gegenwart auf mich wirken ließ, empfing ich telepathisch zwei flüchtige Bilder. Im ersten Bild ging sie im Licht einer Fackel eine Treppe zu einem Verlies hinunter; das zweite Bild zeigte Gitterstäbe. Diese Bilder sagten ihr sehr viel, als ich sie schilderte. Jahre zuvor war sie in Europa gewesen. In der Nähe einer Burg wurde ihr schlecht, und sie bekam Angst. Sie weigerte sich, hineinzugehen, und ließ die Besichtigung ausfallen. Sie konnte sich ihre Reaktion in dem Moment nicht erklären, aber sie hatte ein starkes Gefühl, dass sie die Burg nicht betreten konnte – und sie folgte ihrem Gefühl. Meine Untersuchung früherer Leben stieß bei ihr deshalb sofort auf Resonanz. Wenn wir verstehen, was unsere Ängste und negativen Emotionen auslöst, können wir unsere Reaktion darauf kontrollieren. Es ist möglich, alle positiven Lernerfahrungen neu aufzubauen und die negativen neu zu strukturieren. Wie gesagt, es gibt kein karmisches Gesetz, dass man alle schlimmen und hässlichen Geschehnisse noch einmal durchleben muss, behalten Sie also nur das, was Sie weiterbringt.

Um ihr Ziel zu erreichen, ist es wichtig, dass Sie das Leben mit einer positiven Einstellung leben und positive Ergebnisse erwarten. Ihre Intentionen müssen klar auf das konzentriert sein, was Ihren Wünschen und Erwartungen gemäß geschehen soll. Wenn Ihr Ziel eine gute Gesundheit ist, seien Sie klar in Ihrer Absicht. Beeinflussen Sie jedwedes karmische Muster positiv mit Ihren Intentionen. Wenn Sie die Übungen in diesem Buch machen, bringen Sie Ihre bewussten und unbewussten Gedanken zur Deckung, stellen Ihre emotionalen Reaktionen erfolgreich neu ein, dass sie sich günstiger auswirken, und sind mit Hilfe von Affirmationen fähig, sich auf das zu konzentrieren, was Sie wollen. Legen Sie den Schwerpunkt auf das, was Sie erreichen wollen, damit die besten Möglichkeiten sich manifestieren.

Dass wir für die Existenz von Karma irgendwie einen Sinn suchen, ist sehr menschlich und liegt an unserem Wunsch nach Sinn im Leben. Die Übertragung von Energie von einem

Leben zum nächsten ist eine natürliche Evolution. Da Energie nicht zerstört werden kann, geht sie zu einem anderen Leben über.

Aus einer evolutionären Perspektive ist Karma eine von vielen Variablen, die den energetischen Aspekt des Selbst bei seinem Übergang vom einen zum anderen Leben beeinflussen. Eine weitere Variable ist, wie schnell Sie sich in ein anderes Leben reinkarnieren – der physische Übergang passiert nicht unbedingt sofort. Ein weiterer Einfluss auf unser energetisches Selbst sind die Gedanken und Absichten in Ihrem Geist, wenn Sie sterben, wie wir es im vorherigen Kapitel über Reinkarnation besprochen haben. Natürlich werden Sie von dem Körper beeinflusst, in den Sie hineingehen, und dem ganzen Wie und Was ihrer neuen Inkarnation. Ein Prinz steht zum Beispiel vor anderen Herausforderungen als ein Bettelmann. Alles ändert sich ein bisschen: Ihre Persönlichkeit, die Umwelt, die Sie beeinflusst, Ihr Erscheinungsbild. Der Prozess ist dynamisch. Sie entwickeln sich ständig weiter, von einer Inkarnation zur nächsten, genauso wie Sie sich in jedem einzelnen Leben (das ja selbst die Summe aller Ihrer Inkarnationen ist) weiterentwickeln und verändern.

Was relativ stabil ist, ist die Art und Weise, wie das Licht Ihre Zellen koordiniert – die Frequenz dieses Lichtes bleibt weitgehend dieselbe. Wie ich im vorhergehenden Kapitel erörtert habe, ist das die Essenz oder Seele eines Menschen. Von Leben zu Leben ähneln sich also gewisse Muster. Aber wenn die Verkörperung nicht auf eine Herausforderung aus dem letzten Leben stößt, weil die Umstände im neuen Leben völlig anders sind, spielt Karma wahrscheinlich keine große Rolle.

Oft verursacht eine Anzahl kleinerer Effekte – kleiner Veränderungen – eine ganze Reihe von Ereignissen, was interessante Übereinstimmungen zwischen verschiedenen Leben zur Folge haben kann. Ein früheres Leben meiner Mutter veranschaulicht diesen Punkt. In jenem früheren Leben war sie Nonne in einem Krankenhaus und widmete sich der Aufgabe, anderen Hilfe und Heilung zu bringen. Sie war in eine ärmliche Familie geboren worden und hatte viele Geschwister gehabt. Als sie erwachsen wurde, hatte sie die Wahl, entweder in genauso elende Verhältnisse einzuheiraten und den Kreislauf zu wiederholen oder aber Nonne zu werden. Sie wählte Letzteres, weil es ihr mehr Möglichkeiten bot. Ihre Empathie für andere führte so weit, dass sie eine Klinik gründete, die sich ganz dem Heilen verschrieben hatte. Ich wusste intuitiv, dass meine Mutter die Art und Weise wiedererkennen würde, wie sie in diesem früheren Leben ihre Arbeit in der Klinik genannt hatte – „Herzen, Köpfe und Seelen heilen". Als ich ihr das bei einer Sitzung zu früheren Leben sagte, zuckte sie zusammen; die Erinnerung an das frühere Leben klang in ihr an. In diesem Leben findet sie sich nun ebenfalls in einer Situation wieder, wo sie anderen hilft, indem sie mir bei meinen Workshops hilft.

Wir haben das Kommando über unseren Kompass – so könnte man den freien Willen auch beschreiben. Es sieht auf den ersten Blick vielleicht so aus, als wären Karma und freier Wille gegensätzliche Vorstellungen. Doch dem ist nicht so: Ihr freier Wille hat ja die karmischen Einflüsse auf Sie festgelegt. Ihre Entscheidungen sind alle von Ihrem freien Willen getroffen worden. Wir entscheiden andauernd – in jeder Minute jedes Tages. Unsere Umgebung beeinflusst die Wahl, die wir treffen, aber wir sind immer die treibende Kraft; die gewählte Richtung wird uns nicht von außen aufgezwungen. Wenn wir die Meinung zu etwas ändern, ändern sich die karmischen Einflüsse entsprechend. Nichts ist sozusagen in Stein gemeißelt. Wie ich bereits gesagt habe, ist Energie eine neutrale Kraft, die sich so verhält, wie wir sie steuern. Ein offensichtliches Merkmal des Universums und der Evolution ist der ständige Wandel. Wir existieren innerhalb eines dynamischen Systems.

Ich bin schon oft gefragt worden, ob Karma neben Handlungen auch Gedanken betrifft. Was Karma angeht, gibt es keine Unterscheidung zwischen einer Handlung und einem Gedanken. Ein Gedanke hat eine spezielle Energie, die seine Verbindung zu allem aktiviert. Eine Handlung verbindet ebenfalls mit dem energetischen Fluss und wirkt auf ihn, wodurch eine bestimmte Kette von Ereignissen in Gang gesetzt wird. Der einzige Unterschied zwischen beiden ist der, dass eine Handlung das Bewusstsein und die Reaktionen von anderen verändert. In einer Art Domino-Effekt sehen andere die Handlung, und ihre kollektive Aufmerksamkeit verstärkt den energetischen Effekt dieser Handlung.

Viele glauben, dass die letztendliche Ursache einer Krankheit auf einen Vorfall in einem früheren Leben zurückgeführt werden kann. Meiner Ansicht nach gibt es keine Krankheit, für die Karma oder ein Ereignis in einem früheren Leben allein verantwortlich ist. Niemand hat es verdient, krank zu sein. Manche tröstet der Gedanke, Karma sei der Grund für ihre Krankheit. Sie sagen, sie müssten eine Lektion aus einem früheren Leben lernen. Das ist keine konstruktive Sichtweise für jemanden, der einen Weg der Heilung durch Selbststärkung einschlagen möchte. Eine gesündere Perspektive ist, alles Vergangene beiseite zu legen und auf dem Weg der Heilung voranzuschreiten. Betrachten Sie die Lektion einfach als gelernt und sagen Sie sich, dass es nun Zeit ist, gesund zu werden. Übernehmen Sie Verantwortung für Ihren Weg nach vorn in Gedanke, Wort und Tat. Fangen Sie an, von innen heraus etwas zu ändern.

Unter keinen Umständen sollten Sie eine Opferrolle spielen. Das Leben ist so dynamisch wie Sie. Treffen Sie die Veränderungen, die Ihnen auf Ihrem Weg der Gesundheit und Heilung gut tun. Seien Sie flexibel. Sorgen Sie dafür, dass Sie bereit, willens und fähig sind, Veränderungen anzunehmen. Wir müssen uns darauf konzentrieren, das neu zu erschaffen, was wir erreichen wollen. Betrachten Sie das Glas immer als halb voll, nicht als halb leer. Prägen Sie diese Haltung Ihrem Wesen ein, bis Sie Ihnen in allem, was Sie denken, sagen und tun, in Fleisch und Blut übergegangen ist. Wenn etwas Gutes erreicht worden ist: Ehre, wem Ehre gebührt, vor allem, wenn es Ihre eigene Leistung ist. Es scheint vielleicht manchmal unmöglich, Ihre Ziele zu erreichen, aber zwei Schritte vor und einer zurück bedeuten immer noch einen Fortschritt in die gewünschte Richtung.

Man lernt nie aus. Verschaffen Sie sich festen Halt. Die Schuld für eine Krankheit auf frühere Leben und Karma zu schieben ist nicht konstruktiv. In unserem gegenwärtigen Leben können wir die Ereignisse direkt beeinflussen und weitermachen. Fehlschläge gibt es nur, wenn man es gar nicht erst versucht. Stecken Sie sich Ihr Ziel und verwirklichen Sie es.

Sie haben erwähnt, der Einfluss von Karma auf die Ereignisse werde manchmal überschätzt. Warum ist das ein Thema?
Bei jeder Reinkarnation starten Sie mit einer neuen Umgebung und einem neuen Körper. Ihre Intentionen ändern sich vielleicht in der neuen Verkörperung und beeinflussen so Ihre Energie. Sie können Ihre gegenwärtigen Intentionen immer ändern und Ihren gegenwärtigen Gesundheitszustand beeinflussen. Ich habe die Sorge, die Menschen könnten das Gefühl haben, ihre Krankheit enthalte eine Lektion, und deshalb dazu neigen, sie als Schicksal zu betrachten, statt etwas zu ändern. Das Leben ist ein dynamisches Erlebnis; es ist nicht vorherbestimmt. Es ist wichtig, Karma nicht als Entschuldigung für eine Krankheit zu benutzen, denn das unterminiert Ihre Absicht und Entschlossenheit, gesund zu werden.

Wie haben Ihre früheren Leben sich Ihnen enthüllt – durch Träume, Erinnerungen, Visionen?
Manchmal in Träumen, manchmal in Visionen, und manch-

mal sind es bestimmte Orte – ich weiß einfach, dass ich da schon einmal gewesen bin, erkenne bestimmte Örtlichkeiten und erinnere mich an Ereignisse. Oft sind diese Erinnerungen an frühere Leben so klar und deutlich wie meine Kindheitserinnerungen aus diesem Leben.

KAPITEL 10

Die geistige Welt

*Nach dem physischen Tod existiert die Essenz
des Lebens ohne physische Form, bis sie
sich mit einer neuen Verkörperung vereinigt.*

ADAM

Bei meinen Workshops treffe ich viele Leute, die eine starke Verbindung zu Geistwesen und zur geistigen Welt spüren[7]. Dieses
Thema belastet sie sehr, denn unsere Gesellschaft beschäftigt
sich nur ungern mit solchen Themen. Aber alles, was uns spirituell betrifft, beeinflusst unsere physische und psychologische
Gesundheit und unser Wohlbefinden. So gesehen, ist die geistige
Welt von Gesundheit und Heilung gar nicht zu trennen. Was
wir über das Leben nach dem Tod denken, bestimmt definitiv
unser Leben. Unsere Ansichten über die geistige Welt sind kul-
turell geprägt, außerdem durch die Religion und unsere eigenen
Erfahrungen während unserer verschiedenen Leben.

Viele Menschen sind sensitiv für energetische Verbindungen.
In meinen Workshops werde ich oft gefragt, ob ich Geistwesen

---

7   Im Original: „spirits" und „the spirit world". Im Gegensatz dazu weiter
    unten: „ghosts", „Geister" oder „Gespenster" (Anm. d. Übers.).

sehe – was manche Menschen Geister oder Gespenster nennen. Als Antwort erzähle ich oft eine Geschichte über meine Begegnung mit einem Geistwesen.

Ich machte mit meinen Eltern eine Kanufahrt auf einem Fluss, der sich durch die Berge schlängelte. Während wir flussaufwärts fuhren, spürte ich plötzlich, dass ein Geistwesen mich auf sich aufmerksam machen wollte. Für mich sehen Geistwesen wie Auren ohne physischen Körper aus. Da ich schon oft welchen begegnet war, war ich nicht ängstlich, sondern neugierig. Dieses Geistwesen folgte uns am Ufer, im dichten Gebüsch. Während wir paddelten, schickte es mir eine Nachricht. Ein paar Minuten später bat ich meine Eltern, kurz anzuhalten, und so legten wir an einer sandigen Stelle am Ufer an. Etwas drängte mich, mich in die Büsche zu schlagen und mit diesem Geistwesen Kontakt aufzunehmen.

Als ich zurückkam, sagte mein Vater, ich sähe aus, als hätte ich ein Gespenst gesehen. Ich sagte ihm, es sei das Geistwesen eines alten Indianerhäuptlings gewesen. Die Informationen, die mir dieses Geistwesen mitteilte, bezog sich auf ein Massaker an seinen Freunden und seiner Familie, ihn eingeschlossen. Als ich zu diesem Geistwesen Verbindung aufnahm, empfing ich lebhafte Bilder von diesem Massaker. Ich konnte sehen, wie Indianer mit Äxten und Messern skalpiert und ermordet wurden. Für mich war es eine intensive Erfahrung, seine Erfahrung sozusagen noch einmal zu durchleben. Ich konnte das Ereignis telepathisch aus seiner Perspektive betrachten, während seine Geschichte in Bildern immer wieder ablief. Es war wie ein Film, in dem der letzte Wille des Stammesältesten als eines der Mordopfer der rote Faden der Geschichte war. Seine Absicht war, es jemandem zu erzählen, damit die Mörder nicht ungestraft davonkommen konnten.

Das Geistwesen sagte, ich solle „da hingehen, wo die Augen hinschauen". Zuerst wusste ich nicht, was das bedeutete. Dann ahnte ich intuitiv, dass ich über meine rechte Schulter auf den

Berg hinter mir blicken musste. Jetzt schaute ich auf einen steilen, dicht bewaldeten Berghang. Zwei Höhlen in der Nähe des Gipfels sahen aus wie große Augen. Das Geistwesen hatte mir aufgetragen, da hinzugehen, „wo die Augen hinschauen", also ließ ich meinen Blick in die Richtung des „Blickes" dieser „Augen" wandern. Von da, wo meine Eltern und ich standen, sah es so aus, als würden sie auf eine Stelle auf einem anderen, dicht bewaldeten Berghang blicken. Der Weg dorthin sah extrem beschwerlich aus. Da ich dem Geistwesen die Geschichte über das Massaker glaubte, hatte ich das Gefühl, nicht unbedingt an den Schauplatz selbst gehen zu müssen.

Diese fragmentarische Information erschien mir in Bildern, die sich in einer filmischen Endlosschleife wiederholten. Es war diese emotional aufgeladene Absicht des Stammesältesten, einen Zeugen dafür zu finden, was ihm und seiner Familie angetan worden war. Da in der geistigen Welt die Zeit keine Rolle spielt, hatte er natürlich keine Ahnung, wie viel Zeit seither vergangen war. Natürlich ist aus unserer Perspektive nach dieser langen Zeit jede Bestrafung, Vergeltung oder juristische Verfolgung des Massakers utopisch. Ich glaube, was seine Energie mit meiner verband, war nicht nur meine Fähigkeit, mich auf solche Fragmente einzustimmen, sondern auch eine Resonanz, die mit meiner indianischen Abstammung zu tun hat. Aber diese Verbindung hat viele Aspekte, darunter auch die intensive Emotion, die der Stammesälteste bei diesem Ereignis am Ende seines Lebens fühlte.

Wenn wir über die geistige Welt sprechen, müssen wir uns daran erinnern, dass alle Informationen im Universum sich im Feld befinden. Das bedeutet, dass nicht-physische Fragmente – jene Fragmente, die einmal zum Energiesystem von lebendigen Organismen (also früheren Wesen) gehört haben, aber nicht mehr zu irgendeinem Organismus gehören – zugänglich sind. Der Wirtsorganismus ist gestorben und hat sich reinkarniert, aber ein Bodensatz an Information wurde in diesem Prozess nicht mittransportiert. Es wurde sozusagen ein Datenfragment zurückgelassen. Obwohl dieses Fragment sich irgendwann auflösen und vom Feld absorbiert werden wird, bleibt es als einheitliches Fragment für eine unbestimmte Zeit erhalten. Ich empfange Informationen, wenn sie von einem solchen Fragment abprallen.

Manchmal bleibt nach dem Tod ein sehr großes Fragment übrig, das in der allgemeinen Form eines Menschen erscheinen kann. Das ist es, was die meisten meinen, wenn sie von Geistwesen oder Geistern reden. Es scheint, als ob diese Informationsfragmente ein gewisses Bewusstsein hätten, während sie ihre Aktivitäten durchführen; sie tragen aus der Zeit, wo sie eine materielle Form hatten, vielleicht eine ausreichende Menge an Information mit sich, so dass es aussieht, als würden sie immer noch wie ein Mensch funktionieren. Zum Beispiel sind sie vielleicht in Tätigkeiten wie Gehen oder Sprechen aktiv. Allerdings wirken sie auf mich meistens wie eine reine Datenschleife, die sich scheinbar endlos wiederholt, und das ist das Informationsfragment, das zurückgeblieben ist. Dieses Energiefragment stammt normalerweise aus einem hoch emotionalen Ereignis, das im letzten Leben geschehen ist. Man kann es sich auch so vorstellen, dass ein Geistwesen wie die Tonaufnahme der Stimme eines Menschen ist. Obwohl der Mensch vielleicht schon lange tot ist, ist das Band mit der Stimme noch da und kann immer wieder abgespielt werden.

Menschen, die ein Fragment als tatsächliche Persönlichkeit eines Verstorbenen interpretieren – oder als Engel –, überschätzen vielleicht die Rolle dieser Fragmente. Ich denke, dass diese Geist-Fragmente uns nicht helfen oder beschützen, sondern einfach aus dem vorherigen Leben übriggebliebene Information darstellen.

Dennoch kann auch ein Informationsfragment Einfluss auf uns haben, da jede wie auch immer geartete Information alles andere beeinflusst. Ein Fragment hat vielleicht eine Verbindung zu einem Menschen; zum Beispiel haben indianische Geistwesen eine Neigung, mit mir Kontakt aufzunehmen, wahrscheinlich wegen meines indianischen Erbes. Aufgrund dieser Bindung wird das Geistwesen natürlicherweise Einfluss ausüben wollen, einfach um diese Verbindung zu behalten. Es gibt viele Arten, wie ein Mensch zu einem solchen Fragment Verbindung haben kann. Ein ganz einfacher Gedanke oder eine Intention von Ihnen könnte dem Gedanken oder der Intention eines Geistwesens zu diesem Zeitpunkt ähneln. Das erzeugt eine momentane Verbindung, die manchmal ausreicht, um die Aufmerksamkeit des Geistwesens auf Sie zu lenken. Das ist ein automatischer, natürlicher Prozess. Also, Fragmente haben als Teil einer Ereigniskette einen Einfluss, aber keinen direkten. Viele Fragmente haben überhaupt keinen Einfluss.

Wenn Sie das Gefühl haben, dass Ihr Leben durch einen Geist auf den Kopf gestellt wird, dann nehmen Sie vielleicht ein Informationsfragment wahr, das kein Bewusstsein hat. Ganz gleich, wie wir Geistwesen wahrnehmen, wir müssen erkennen, dass wir alle mit dieser Geistwesen-Information in Verbindung stehen. In den meisten Fällen erklären wir Geistwesen für irrelevant und ignorieren sie. Sobald ein Mensch diese Verbindungen bewusster wahrnimmt, wird er oder sie von ihnen mehr beeinflusst.

Nicht jeder und alles, was stirbt, hinterlässt in dieser Form Information. Ein Fragment hat eine Frequenz – es ist eine schwingungsmäßige Einheit wie alles andere auch. Wenn Sie sterben, bestimmen Ihre Intentionen zum Zeitpunkt des Todes, ob irgendetwas aus Ihrem Gedächtnis in dieser Frequenz „stecken bleibt", in dem Sinne, dass ein Teil Ihres Gedächtnisses in nicht-physischer Form in dieser Realität verbleibt. Das heißt, Ihre Intention ist vielleicht, diese Realität zu verlassen, aber Ihre Frequenz liegt ein bisschen daneben. Das Ergebnis sind Teile

Ihrer Information, die während dieses Prozesses fehlgesteuert werden und zurückbleiben. Ein Fragment bleibt zurück, das unsere physische Welt eine gewisse Zeit beeinflusst.

Nach dem Tod nimmt ein Mensch geistige Gestalt an – das heißt eher Wellen- als Teilchengestalt. Aus der Perspektive unseres physischen Selbst im alltäglichen Leben ist die Zeit sehr wichtig. Zum Beispiel benötigt man Zeit, um von Punkt A nach Punkt B zu kommen. Aus der Perspektive des Geistwesens, das als Welle existiert, hat die Zeit, die es braucht, um eine Verbindung herzustellen oder einen Einfluss auszuüben, keine echte Bedeutung; Zeit ist irrelevant. Im Augenblick, in dem Sie sterben, haben Sie geistige oder Wellengestalt. Wenn zurzeit des Todes Ihre Intention – bewusst oder unbewusst – funktioniert hat, hat sie sich manifestiert.

Manche Leute nennen Geistwesen Wesen aus einer anderen Dimension, aber meiner Meinung nach ist „Dimension" nicht das richtige Wort. Diese Fragmente tauchen innerhalb unserer Raumzeit-Realität auf. Es ist irreführend, unser Universum in Dimensionen aufzuteilen. Wir tun das aus Bequemlichkeit, weil viele Vorstellungen in Bezug auf Energie, Zeit und Raum sehr schwer zu definieren sind. Es gibt aber unendlich viele multiple Informations-Untergruppen, die sich womöglich überschneiden.

Ein Informations-Fragment, eine Geist-Wesenheit, kann von Menschen gesehen werden, die auf ihre visuelle Frequenz eingestimmt sind. Große Geistwesen-Fragmente findet man an vielen Orten. Ich habe sie schon auf Friedhöfen, in Einkaufszentren, auf Tennisplätzen und in der Wildnis gesehen. Für mich sehen sie aus wie Auren, nur ohne den energetischen Fluss und ohne den physischen Wirtsorganismus. Mit anderen Worten, ich sehe eine Aura ohne Körper. Das ist dann wahrscheinlicher, wenn das Fragment von jemandem stammt, der auf traumatische Weise starb, weil die Prägung hoch emotional ist.

Wie unterscheiden sich Fragmente voneinander?
Manche beinhalten komplexere Information als andere. Manche erinnern vage an eine Menschengestalt und scheinen sogar aktiv zu sein, zum Beispiel herumzugehen.

Was sind Geistwesen?
Geistwesen sind einfach Informationen. Es sind keine bewussten Wesenheiten, die uns mit Absicht Angst machen wollen. Manche Leute haben mir erzählt, dass sie Geistwesen begegnet sind, die Lärm machen und Gegenstände bewegen können. Es könnte sein, dass ein Informations-Fragment komplex genug ist, um Materie irgendwie zu manipulieren. Ich habe das noch nicht gesehen, aber theoretisch ist es möglich.

Können wir diese Fragmente mit unseren Intentionen beeinflussen?
Ja, theoretisch könnten wir Fragmente mit unseren Intentionen beeinflussen und es ihnen ermöglichen, schneller vom Feld absorbiert zu werden, wenn wir das wollen. Unsere Intentionen sind immer viel mächtiger, als wir vielleicht ahnen. Es ist nur eine Frage der Zeit, bis diese Fragmente zerfallen und wieder vom Feld absorbiert werden.

HEILENDE VISUALISIERUNG

Unsere Welt hat ein überwältigendes Bedürfnis nach Heilung. Nicht einmal Hunderte von Heilern – und schon gar nicht einer oder zwei – könnten die Nachfrage befriedigen. Eines meiner Hauptziele ist es, die Menschen an ihre angeborenen heilenden Fähigkeiten zu erinnern und ihnen zu zeigen, wie sie sich selbst heilen können. Ich bitte Sie dringend, sich die Ideen durch den Kopf gehen zu lassen, die ich über den Ursprung des Universums, die daraus resultierende Einheit von uns allen und unser enormes Energieheilungs-Potenzial vorgetragen habe. Wir alle haben aufgrund unserer Verbindung zur universalen Energie diese eingebaute Heilfähigkeit. Wir müssen einfach nur lernen, sie zu entwickeln, und uns zu ihrer Anwendung disziplinieren.

Energieheilung ist nichts Magisches. Sie ist ein echter Umschwung im Energiesystem eines Menschen, der in körperlichen Veränderungen resultiert, die in Echtzeit geschehen. Heilung ist ein Wandlungsprozess. Die Visualisierungen, die in diesem Teil des Buches vorgestellt werden, können bei kleinen Unpässlichkeiten und Schmerzen, aber auch gravierenden Gesundheitsproblemen eingesetzt werden. Die einzelnen Schritte jeder heilenden Visualisierung sind nicht schwer. Die Konzepte sind einfach. Die Visualisierungen sind einfach. Die Herausforderung liegt in der Selbstdisziplin. Die Herausforderung ist, sich Zeit zu nehmen und die Visualisierungen über eine bestimmte Zeitspanne von mehreren Tagen, Wochen und Monaten tatsächlich zu machen. Dann werden Sie die Erfolge sehen.

Die folgenden Worte unterstreichen die wesentlichen Schritte der Selbstheilung:

Der Traumheiler ist in uns.
Traumheiler, erwache!
Verbinde dich mit dir in heilender Absicht.
Säe die Keime deiner Zukunftsvision.
Lass sie in deinen Träumen wachsen.
Erwache in deine neue Wirklichkeit.

Warum überhaupt visualisieren?

Viele Menschen fragen mich: Warum genau soll man visualisieren? Als Antwort sage ich ihnen, dass sie Verantwortung für ihre Gesundheit übernehmen sollen, indem sie aktiv werden. Gesund denken, gesund sein.

All unsere Einstellungen und täglichen Aktivitäten haben eine reale physiologische Wirkung auf unseren Körper. Unser Gehirn prägt sich durch die Visualisierungen, die wir machen, Eindrücke ein, also werden sie wie reale Ereignisse verarbeitet, obwohl sie in der Imagination erzeugt werden. Diese Eindrücke lösen in den Neuronen des Gehirns eine größere Zahl von Entladungen aus. Diese Signale funken zwischen den Synapsen, die die Neuronen miteinander verbinden. Indem die Visualisierungen regelmäßig wiederholt werden, werden die Verbindungen zwischen den Neuronen im Hinblick auf den Realismus der Visualisierungen und die Echtheit unserer physischen Reaktion auf sie stärker, dauerhafter und genauer. Die Hirnzellen bilden ein Netzwerk. Wir können der Veränderung einen dauerhaften Weg im Gehirn bahnen, und das ist der Anfang einer dauerhaften Umstellung des Gedächtnisses im Körper.

Wenn ich jemandem zuschaue, der richtig visualisiert, kann ich sehen, wie er oder sie in sich den Fluss der Energie lenkt. Die Wirkung auf das physische Selbst ist tatsächlich gewaltig. Das ist der Grund, warum ich Visualisierungen dringend empfehle: weil ich ihre positiven Wirkungen gesehen habe. Die Fähigkeit, sich selbst zu beeinflussen, ist verblüffend effektiv und kann mit Hilfe einiger simpler Werkzeuge ganz leicht nutzbar gemacht werden.

Sehen Sie sich selbst als Regisseur, der einen Film über Ihre Zukunft dreht – der dann zur Realität Ihres Bewusstseins wird. Genau das tun Sie, wenn Sie aktiv das Kommando über Ihre Gedanken, Worte und Taten übernehmen. Visualisierungen gewähren uns diese schrankenlose kreative Freiheit.

Spitzensportler setzen Visualisierungstechniken ein, weil sie wissen, dass physische Beweglichkeit und Können längst nicht alles sind. In jedem Sport ist es der psychologische Faktor, der die guten von den Spitzen-Athleten unterscheidet. In jeder Sportart lassen Spitzen-Athleten die Phasen eines Wettkampfs ganz detailliert vor dem geistigen Auge ablaufen. Optimale Leistung ist ebenso sehr eine psychologische wie eine physische Herausforderung.

Jahr um Jahr werden Weltrekorde gebrochen. Der in den Fünfzigern aufgestellte Sprintrekord wird mittlerweile oft schon von Läufern in Universitätsteams gebrochen. Das, was einmal als nahezu unmögliche Laufgeschwindigkeit galt, ruft immer noch Bewunderung hervor, wird aber nicht mehr als ungewöhnlich angesehen. Wenn ein Rekord einmal gebrochen ist, wissen die Sportler, dass die Leistungssteigerung möglich ist, und glauben daran, es zu schaffen. Das ist eher ein psychologischer Durchbruch als ein physischer.

Sehen Sie sich so, wie Sie sein wollen. Wenn Sie Sportler sind, stellen Sie sich so detailliert wie möglich vor, wie es sich anfühlt, die begehrte Goldmedaille um den Hals zu haben. Sehen Sie es, fühlen Sie es, hören Sie es, glauben Sie es. Lassen Sie es real werden. Ihr Körper wird darauf reagieren, als ob es das echte Ereignis wäre. Nun haben Sie einen echten Eindruck von diesem Erfolg im Gedächtnis, und deshalb schaffen Sie es wieder: Sie wissen ja, wie es geht.

Dieselbe Technik gilt für heilende Visualisierungen. Stellen Sie sich all die Dinge vor, die Sie wieder machen können, sobald Sie Ihr gesundheitliches Ziel erreicht haben. Machen Sie Ihre Visualisierungen so detailliert wie möglich, während Sie sich die körperlichen Beschwerden vorstellen, die Sie überwinden wollen. Machen Sie wieder das, was Sie so gerne machen. Fassen Sie es ins Auge, als wäre es bereits Ihre neue Realität.

Es ist ganz zentral, wenn Sie die Visualisierungen machen, dass Sie deren fließende Dynamik fühlen. Gebrauchen Sie alle Sinne, um das, was mit Ihnen geschieht, lebhaft und deutlich zu imaginieren, bis Ihr Gehirn die Bilder als reale Erlebnisse interpretiert. Ihr Gehirn wird die Informationen so verarbeiten, als ob der Gedanke ein tatsächlich geschehendes Ereignis wäre. Dass Ihre Visualisierungen wirken, merken Sie, wenn Sie Veränderungen in Ihrem Gesundheitszustand zu spüren beginnen. Machen Sie Ihre Visualisierungen realistisch, mit der klaren positiven Absicht, optimale Resultate zu erzielen. Sie erschaffen sich neu in einer neu erlebten Gesundheit. Schaffen Sie jetzt Ihre neue, gesunde Realität. Denken Sie daran, dass Energie in Ihrem Körper als neue Information verarbeitet wird.

Ihre Rückkehr zur Gesundheit ist ein fortlaufender Lernprozess. Das Ziel ist nicht ewiges Leben in unserer momentanen Gestalt. Das Ziel ist vielmehr, sich selbst zu stärken, um ein optimal funktionierendes Immunsystem, einen ausgeglichenen emotionalen Zustand und eine Wiedererweckung spirituellen Bewusstseins zu erreichen.

Machen Sie für umfassende Veränderungen im Lebensstil die Übungen und Visualisierungen in diesem Buch. Bauen Sie Visualisierungen in Ihre tägliche Routine ein, und Sie werden erkennen, welche Vorteile sie bringen. Sie zu machen wird für Sie bald so natürlich sein wie das Atmen. Genießen Sie ihren neu gefundenen inneren Frieden, während Sie sich entspannen und diese Technik zunehmend beherrschen.

Strategien zur Verstärkung heilender Visualisierungen

Die psychologische Vorbereitung ist ganz entscheidend, um den größtmöglichen Nutzen aus den Visualisierungen zu ziehen. In vielerlei Hinsicht ist Visualisieren wie das Renovieren eines Hauses. Die erste Hälfte ist reine Vorbereitung. Als Erstes müssen all die kleinen Bohrlöcher und Risse verspachtelt werden. Dann kommt das Schleifen und Abkleben. Es dauert ewig, bis man endlich die Wand in der neuen Farbe sieht. Wir haben alle schon mal erlebt, was passiert, wenn man diese kleinen Vorbereitungen überspringt: Das Ergebnis ist unbefriedigend, weil die Verbesserung mangelhaft und nicht von Dauer ist.

Genauso müssen wir erkennen, um lang anhaltenden Nutzen von der Energie-Heilung zu haben, dass die Grundlagenarbeit vor dem eigentlichen Weg genauso wichtig und zeitintensiv ist wie der Weg selbst.

Höchst effektiv können wir unsere Träume nutzen, wenn wir vor dem Schlafengehen visualisieren. Für die gesamte Schlafzeit setzen wir sie uns auf diese Weise buchstäblich in den Kopf. Unser kreativster Geisteszustand ist während der Traumphasen. Das ist auch der vorurteilsfreiste Zustand, daher werden in dieser Zeit Visualisierungen viel leichter real für uns und als tatsächliche Ereignisse verarbeitet. Betten Sie in Ihren Traumzustand aktiv die Visualisierung ein, die für Sie und Ihr Wohlbefinden am hilfreichsten ist. Das können Sie erreichen, indem Sie beim Hinübergleiten in den Schlaf an eine bestimmte Visualisierung denken, so dass diese in Ihren unbewussten Gedanken verankert wird.

Atemübung

Effizientes Atmen während der Visualisierungen ist wichtig für die Versorgung all Ihrer Zellen mit Sauerstoff und damit mit

Energie. Das können Sie ganz einfach erreichen, wenn Sie auf Ihre Ein- und Ausatmung achten. Atmen Sie vitale Lebensenergie ein, und das mentale Bild wird realistischer werden.

Hier ist eine leichte Atemübung in zwei Schritten:

- Inhalieren Sie Energie so tief wie möglich, und füllen Sie Ihre Lungen und Bauchhöhle mit Luft. Stellen Sie sich dabei vor, dass Sie Körper, Geist und Seele mit allem versorgen, was Sie brauchen, um das Ziel des Gesundseins zu erreichen.
- Atmen Sie die Luft aus Lungen und Bauchhöhle kräftig aus, und scheiden Sie dabei aus, was Sie in Ihrem Körper nicht brauchen oder wollen. Befreien Sie auf diese Weise Ihren Körper von allen emotionalen Blockaden und Problemen.

Geschwindigkeits-Meditation

Um einen ruhigen, meditativen Zustand zu erreichen, ziehen die meisten Menschen eine ruhige Umgebung vor, wobei der Körper in einer physisch entspannten Haltung ist. Das ist nicht immer leicht. Unser Leben ist so hektisch und stressig, dass unser Kopf oft voller zielloser Gedanken ist und die Umgebung voller Lärm, was keine völlige Ruhe aufkommen lässt. Die gute Nachricht ist, dass Meditation trotzdem möglich ist, weil dieser bewusstseinserweiternde Zustand im Geist seinen Ursprung hat. Schwierige Begleitumstände wie Lärm oder Mangel an physischem Komfort lenken Sie nur ab, wenn Sie es zulassen.

Die Mittel und Wege, in den entspannten Geisteszustand namens Meditation zu kommen, sind unterschiedlich. Wichtig ist, dass Sie jene Ebene ruhiger Bewusstheit erreichen, die für eine Besinnung zentral ist. Sobald er erreicht ist, arbeitet der stille, veränderte Geisteszustand immer auf die gleiche Weise, ganz gleich, wie er erreicht wurde.

Hier ist eine Meditationstechnik, die ich anwende, wenn keine körperlich bequeme, ruhige und stille Umgebung vorhanden ist. Ich nenne sie „Geschwindigkeits-Meditation". Das Gefühl extremer Bewegung, das man bei der Geschwindigkeits-Meditation erlebt, wirft die Denkmuster durcheinander, was wiederum den Bewusstseinszustand umkrempelt. Dieser Bruch in der Logik aktiviert das Unbewusste, wo dann die Ruhe zu finden ist.

- Schließen Sie die Augen und visualisieren Sie vor dem geistigen Auge ein Karussell. Visualisieren Sie es im Stillstand, und erfassen Sie dabei so viele Details wie möglich. Sehen Sie das bunte Dach und völlig reglos die schaukelnden Tiere.
- Starten Sie die Bewegung. Schauen Sie zu, wie sich die Tiere auf und ab bewegen, während das Karussell sich dreht.
- Steigern Sie die Geschwindigkeit. Schauen Sie zu, wie die Tiere immer schneller werden, und konzentrieren Sie sich darauf, so viele Details wie möglich zu sehen. Manchen wird davon vielleicht schwindelig, bis sie sich daran gewöhnt haben. Wenn Sie sich ein bisschen aus dem Gleichgewicht gekommen fühlen, visualisieren Sie, wie das Karussell sich in die entgegengesetzte Richtung dreht. Das bringt Sie wieder ins Gleichgewicht. Versuchen Sie dann wieder, die Geschwindigkeit zu steigern.
- Gehen Sie dann mit der Geschwindigkeit ans Limit. Das Karussell dreht sich so schnell, wie Sie es für möglich halten. Ganz gleich, wie schnell es sich dreht, beschleunigen Sie es immer weiter. Dadurch visualisieren Sie schneller als Ihre Gedanken. Etwas überkommt Sie, und Sie denken an nichts mehr. Von diesem Punkt an ist es, als ob das Karussell sich außerhalb Ihres bewussten Gewahrseins dreht.

Dieser durch das Visualisieren einer halsbrecherischen Geschwindigkeit gesteigerte Bewusstseinszustand führt zu einem friedlichen und entspannten Gefühl. Der Geist-Körper stellt sich auf einen Bewusstseinszustand zurück, in dem ein meditativer Zustand leicht und schnell folgen kann.

Wie man konzentrierte Intention maximiert

Nun, wo Ihre Überzeugungen, Intentionen und Erwartungen alle auf Heilung gerichtet sind, ist der nächste Schritt die feste Gewissheit, dass Sie bereit, willens und fähig sind, Ihre Selbstheilung in die Tat umzusetzen. Zwischen Ihrem Quanten Hologramm und Ihrem körperlichen Selbst werden ständig Informationen ausgetauscht. Visualisierungen sind Instrumente, die Sie nutzen können, um diesen Informationsaustausch zu kontrollieren. Sie wissen, wohin Sie Ihr Immunsystem steuern müssen, damit es optimale Leistung bringt. Visualisierungen ermöglichen es Ihnen, Ihr System zurückzusetzen, so dass Sie die maximale Kapazität einsetzen können, um dies zu erreichen.

Visualisierungen bringen, wenn man sie mit klarer Absicht und Konzentration auf Details macht, alle fünf Sinne zu einem dynamischen und realistischen Gesamterlebnis zusammen. Was Sie geistig mit der Anschaulichkeit eines echten Erlebnisses ins Auge fassen, veranlasst Ihr Unbewusstes zur Aktivität. Dies maximiert Ihre konzentrierten Intentionen, damit sie das Immunsystem im Hinblick auf eine Korrektur Ihres Problems optimal steuern.

Chronische Probleme werden vom Körper oft nicht mehr als Probleme erkannt, weil er sich an sie gewöhnt hat. Sie werden oft übersehen oder ignoriert, weil dann der Körper sich auf neu eintreffende Informationen konzentrieren kann. Visualisierungen können den Körper wieder für das Bewusstsein sensibilisieren, dass es ein Problem gibt, so dass Ihr Immunsystem wieder darauf reagieren kann. Ihre unerschütterliche Intention, einen ungesunden Status quo zu ändern, wird im Unbewussten einen Umschwung einleiten.

Weiten Sie Ihre Visualisierungen aus, so dass sie alle Sinne einbeziehen. Bei jedem Menschen dominiert eine andere Sinneswahrnehmung, deshalb ist es vielleicht für manche realistischer, die Visualisierungen zu hören. Wieder andere stellen vielleicht fest, dass sie die Visualisierungen viel genauer und realistischer spüren als sehen. Für manche ist eine Visualisierung einprägsamer, wenn sie die Vorgänge laut aussprechen, also tun sie das. Selbstgespräche können helfen, in diesem Prozess der Selbst-Neugeburt das Selbstbewusstsein zu stärken. All diese Ansätze, ob nun dramatisch oder eher zurückhaltend, sind alle gleichermaßen wertvoll und effektiv, solange sie Ihnen etwas bedeuten. Vertrauen Sie auf sich.

Wenn Sie feststellen, dass Ihr Geist abschweift, wenn Sie visualisieren, machen Sie eine Pause und entspannen Sie sich. Lassen Sie sozusagen den Bildschirm ruhen. Dazu gehört eine Neuprogrammierung von Körper und Geist. Haben Sie Geduld mit sich. Konzentrieren Sie sich auf das Gefühl, und es wird zurückkommen. Richten Sie sich neu aus.

Übung zum Projizieren eines holographischen Bildes

Ein Hologramm, wie bereits bemerkt, ist eine dreidimensionale Projektion, die alle Informationen (Vergangenheit, Gegenwart und Zukunft) eines Menschen, Ortes oder Gegenstandes enthält (siehe Abbildungen 18 und 19). Darin ist der optimale Gesundheitszustand eines Menschen enthalten. Es ist nicht nötig, diese Übung zu meistern, um Visualisierungen machen zu können, denn Sie können sich auch vorstellen, jede Visualisierung direkt an Ihrem Körper auszuführen. Das holographische Bild ist in der Selbstheilung eine nützliche Alternative. Wenn Sie etwas geübter sind, stellen Sie vielleicht sogar fest, dass es am effektivsten ist, wenn Sie in der Visualisierung die Energie gleichzeitig sowohl auf den Körper wie auf das projizierte Bild lenken. Es ist nötig, mit dem Projizieren eines Bildes zumindest vertraut zu sein, bevor man andere bei ihrer Selbstheilung unterstützt.

Wenn Sie diese Übung die ersten Male machen, werden Sie feststellen, dass das Visualisieren eines einfachen zweidimensionalen Bildes leichter ist als das tatsächliche dreidimensionale Bild. Mit mehr Übung erschließen Intuition und Intention Ihnen mehr Information, bis Sie schließlich an das Hologramm selbst andocken.

- Stellen Sie sich vor einen Ganzkörperspiegel und betrachten Sie Ihr Spiegelbild sorgfältig. Versuchen Sie, jedes Detail des Bildes zu speichern – alle Ihre körperlichen Merkmale.
- Schließen Sie die Augen und brennen Sie das Bild Ihrem geistigen Auge ein.
- Mit geschlossenen Augen projizieren Sie als Basis für Ihre Visualisierungen dieses zweidimensionale Bild in einem guten halben Meter Entfernung vor sich in den Raum. Dieses Bild Ihres Körpers kann beliebig groß sein, obwohl ein guter halber Meter typisch ist.
- Mit Hilfe Ihrer Visualisierungen lenken Sie den Energiefluss auf dieses Bild, um optimale Gesundheit zu erzielen.

Eine heilende Visualisierung auf jemand anders lenken können Sie so:
- Schauen Sie ein Foto des/der Betreffenden an.
- Konzentrieren Sie sich auf die körperlichen Merkmale dieses Menschen, während Sie die Augen schließen und das Bild Ihrem Gedächtnis einbrennen.

- Mit geschlossenen Augen projizieren Sie das Hologramm vor sich in den Raum.
- Lenken Sie mit der konzentrierten Intention, einen optimalen Gesundheitszustand zu erzielen, durch Visualisierung den Energiefluss.
- Beseitigen Sie die Energieblockaden des/der Betreffenden, indem Sie sie in ein Vakuum, den Müll oder ein Schwarzes Loch werfen. Energieblockaden brauchen einen Wirtsorganismus, um zu gedeihen; ohne diesen zerfallen sie schnell.

Spezielle Visualisierungen

Denken Sie unbedingt daran, dass die folgenden Visualisierungen nur Richtlinien sind; sie sind so gedacht, dass Sie sie selbst auf Ihre individuellen Bedürfnisse zuschneiden. Es wäre unmöglich, im Rahmen dieses Buches für jedes Krankheitsbild eine Visualisierung aufzuführen. Hier ist Ihre Imagination von allergrößter Wichtigkeit; befreien Sie Ihre Imagination, um zu erreichen, was Sie ersehnen. Passen Sie die Visualisierungen auf jede Art und Weise an, die für die Heilung am effektivsten und effizientesten ist. Experimentieren Sie mit ihnen und modifizieren Sie sie nach Ihrem Geschmack. Seien Sie kreativ. Betrachten Sie sie als Kleidungsstücke, die Sie je nach Anlass an- und wieder ausziehen. Wenn weißes Licht für Sie zu heiß ist, versuchen Sie eine kühlere Farbe wie zum Beispiel blau oder lila. Vielleicht stößt Ihr mythischer Drache (wird weiter unten erläutert) rote Flammen aus. Spielen und experimentieren Sie mit den Bildern. Auch das hält die Visualisierungen lebendig, dynamisch und spannend.

Recherchieren Sie, um herauszufinden, wie Ihr Problem anatomisch aussieht. Finden Sie auch heraus, wie der jeweilige Bereich bei optimaler Gesundheit aussieht – das ist es ja, was Sie anstreben. Bauen Sie Ihre persönliche Visualisierung auf diese Informationen auf. In diesem Sinne ist es wichtig, dass Ihre Visualisierungen für Sie so realistisch wie möglich sind, deshalb sollten die Bilder, die Sie verwenden, so realistisch wie möglich sein.

Es ist gleichgültig, ob Sie beim Visualisieren stehen, sitzen oder liegen, solange es nur bequem ist. Die Hauptsache ist, dass Sie sich entspannen und Ihre Intentionen darauf konzentrieren, was Sie erreichen wollen. Die primären Faktoren bei allen Heilungs-Strategien einschließlich der Visualisierungen sind Ihre Einstellungen und Intentionen. Seien Sie selbstbewusst, während Sie sich aufmachen, die neuen Techniken zu meistern.

Visualisierung „Leichten Herzens"

Für jedes Krankheitsbild, aber vor allem für Selbstliebe und Selbst-Annahme und die Heilung eines gebrochenen Herzens (siehe Abbildung 20)

Eine wirkungsvolle allgemeine Visualisierung, die für alle Krankheitsbilder modifiziert werden kann, ist die Kugel aus hellem weißem Licht. Diese Übung nutzt optimal die Fähigkeit des Herzens, universale Energie für Körper, Geist und Seele verfügbar zu machen.

Es haben mir schon viele Menschen geschrieben, dass ihr Herz gebrochen sei. Ich habe ihnen die Visualisierung „Leichten Herzens" empfohlen, und sie berichten von wunderbaren Erfolgen. Mehr noch, sie wirkt bei allen Herzensangelegenheiten, besonders dann, wenn wir mehr Selbstliebe und Selbst-Annahme brauchen.

Steigern Sie Ihre Liebe für sich selbst, und das Ergebnis wird ein gesteigertes Selbstvertrauen in Ihre Fähigkeit zur Selbsttransformation sein. Zu wissen, dass Sie es schaffen können, ist ein entscheidender Schritt auf Ihrem Weg zum Erfolg. Wenn Sie erleben, wie Sie sich besser annehmen und Ihr Wissen sich vertieft, beginnen Sie Geist und Körper sehr effektiv neu zu programmieren.

Diese Visualisierung zieht durch den Kopf universale Energie in den Körper hinein und sammelt sie im Bereich des Herzens. Ihr Herz verstärkt die Intensität der Energie, und sie ist ganz nah am Kernbereich des Körpers, was die Verteilung in alle anderen Körperbereiche leicht macht.

- Beim Einatmen stellen Sie sich vor, dass Sie durch den Scheitel Sonnenlicht ins Herz ziehen.
- Atmen Sie mehrmals ein, wobei Sie das ganze Licht in der Herzgegend sammeln.
- Stellen Sie sich Ihr Herz als eine Sonne vor, die Strahlen purer Licht-Energie aussendet. Sie sind die Sonne.
- Beim Ausatmen strahlen Sie Wärme und Liebe in jeden Bereich Ihres Körpers. Sehen und fühlen Sie, wie Sie buchstäblich von innen heraus leuchten. Das öffnet Ihr Herz für die universale Energie, Ihre eigene Energie und die Energie von allen anderen Menschen und Dingen.
- Fühlen Sie die Kraft, die durch dieses Einssein mit allem entsteht. Erleben Sie die Energie von Frieden und Harmonie.

Sehen Sie, wie Ihr Herz hell wie die Sonne leuchtet.
Fühlen Sie, wie Sie vor Energie strahlen.
Hören Sie Ihr Herz pumpen.
Riechen und schmecken Sie die Wärme.
Lassen Sie es real werden.

Visualisierung „Glühbirne"

Für Krankheiten, die den ganzen Körper in Mitleidenschaft ziehen oder sich in ihm ausbreiten, wie Infektionen, Krebs und AIDS (siehe Abbildung 21)

Mit zunehmender Übung und Erfahrung bin ich in der Lage, meine Heilungsarbeit um differenziertere Visualisierungen zu erweitern. In Workshops, die ich bereits abgehalten habe, habe ich viele Anfragen nach Visualisierungen für Krankheiten gehabt, die den ganzen Körper in Mitleidenschaft ziehen oder sich in ihm ausbreiten, wie AIDS oder Krebs. Eine für die Heilung einer solchen Krankheit wirkungsvolle Visualisierung trimmt jede Zelle im Körper darauf, das Problem zu erkennen. Genau das tut die Visualisierung „Glühbirne".

- Beim Einatmen ziehen Sie Energie durch Ihren Scheitel herein (siehe Übung „Universelle Energie in den Körper lenken" in Kapitel 4).
- Stellen Sie sich jede Zelle als Magnet vor, der Energie anzieht.
- Lassen Sie auf jede Zelle Licht strahlen. Stellen Sie sich vor, wie sich jede Zelle mit Licht füllt, bis jede so hell wird, dass sie wie eine Glühbirne leuchtet und ihr eigenes Licht aussendet.
- Stellen Sie sich vor, wie Sie den ganzen Körper schütteln wie eine dieser Maschinen mit vibrierendem Beckengurt, die es früher zum Schlankwerden gab. Bei jedem Schütteln nähern die einzelnen Zellen sich einer gemeinsamen Frequenz an, bis sie alle in derselben kohärenten Schwingung in Resonanz sind. Wenn Sie in den Spiegel schauen, ist Ihre Aura dabei fast heller als Ihr Spiegelbild.
- Visualisieren Sie Ihren ganzen Körper als Gitarre, die mit einem harmonischen, rhythmisch perfekt angeschlagenen Akkord in Resonanz klingt. Wenn Ihr ganzer Körper in harmonischer Resonanz mitklingt, sehen Sie nicht mehr das individuelle Licht jeder Zelle, sondern den gesamten Körper als ein großes verschmolzenes Licht. Alle Zellen Ihres Körpers arbeiten nun zusammen auf das gemeinsame Ziel hin, das Problem zu beheben.

Sehen Sie, wie Ihre gesamte Existenz aufleuchtet.
Fühlen Sie den harmonischen Fluss der Energie.
Hören Sie Ihre Resonanzfrequenz.
Schmecken und riechen Sie die Dämpfe.
Lassen Sie es real werden.

Sobald alle Zellen auf derselben Frequenz in Resonanz sind, herrscht Kooperation zwischen ihnen, was es Ihnen ermöglicht, mit Ihren Zellen effizienter zu kommunizieren. Jede Visualisierung wird intensiver und wirkungsvoller, wenn eine kohärente Zellkommunikation erreicht wird. Vielleicht stellen Sie auch fest, dass es wirkt, wenn Sie mit Ihrem Körper sprechen, während Sie sich durch die Visualisierungen führen. Es kann helfen, sich die Schritte laut vorzusprechen, vor allem die ersten Male.

Wenn Sie Krebs haben, stellen Sie sich vor, dass jede Zelle Ihres Körpers das Problem erkennt und es attackiert. Beschränken Sie diese Visualisierung nicht auf Zellen des Immunsystems. Sie muss alle Zellen umfassen, sogar Hautzellen. Jede Zelle ist fähig, einer Krankheit zumindest ein bisschen Widerstand zu leisten. Wenn Sie alle Zellen Ihres Körpers zur Zusammenarbeit bewegen, erzeugt das eine gewaltige Kraft zur Beseitigung des Problems und gleichzeitig zur Ankurbelung Ihres Immunsystems.

Wenn ein Mensch eine Chemotherapie machen muss und sie nicht wirkt, bezieht er oder sie oft eine doppelte Klatsche: Der Krebs bleibt aktiv, aber die Chemotherapie hat das Immunsystem in Mitleidenschaft gezogen. Ein sehr niedriger Status an weißen Blutkörperchen ist nach ein paar Runden Chemotherapie gar nicht selten. Das gesundheitliche Hauptproblem des oder der Betreffenden ist dann, wieder ein funktionierendes Immunsystem aufzubauen und zweitens den Krebs zu beseitigen. Ganz gleich, was Ihre Krankheit ist oder welche Therapie Sie durchführen, es ist wichtig, sich auf den Wiederaufbau des Immunsystems zu konzentrieren, weil es die hauptsächliche Quelle für Gesundheit und Wohlbefinden ist.

Auch wenn Sie nicht genau wissen, was ihr gesundheitliches Problem ist, oder keine klare Vorstellung haben, wie Ihr Körper denn gesund werden könnte, ist es nützlich, wenn Sie die „Glühbirnen"-Visualisierung machen. Stellen Sie sich einfach vor, Sie sprechen mit Ihren Zellen wie mit einem Menschen. Sagen Sie den Zellen, Sie sollen das Problem finden und beseitigen. Idealerweise sollte die Visualisierung jedoch anatomisch korrekt sein. Ich empfehle daher dringend, die Krankheit zu recherchieren und sich ein genaues Bild zu machen, wie das Problem aussieht, und auch, wie der Bereich aussehen sollte, wenn das Problem weg ist. Tun Sie alles, um Ihr heilendes Potenzial zu maximieren, indem Sie auch Ihre Immunabwehr verbessern.

Diese „Glühbirnen"-Visualisierung wirkt auch bei emotional bedingten Krankheiten. Jedes Problem, auch wenn es emotional bedingt ist, hat einen physischen Effekt im Körper, weil verschiedene Biochemikalien ausgeschüttet werden. Wenn Sie mit den an einem emotionalen Problem beteiligten Zellen sprechen, stellen Sie sich vor, wie jede Zelle Ihres Körpers die Emotionen aus der Vergangenheit vergisst, die Ihnen immer noch Schmerz bereiten. Jede Zelle hat im Grunde ihr eigenes Gedächtnis, und Sie bitten einfach jede Zelle, emotional schmerzhafte Erinnerungen loszulassen.

Visualisierung „Licht-Injektion"

Für jedes Krankheitsbild, das einen örtlich begrenzten Bereich betrifft, etwa ein einzelnes Organ; auch für Arthritis und Schmerzen (siehe Abbildung 22)

Wenden Sie diese Visualisierung bei örtlich begrenzten Gesundheitsproblemen an, etwa mit einem einzelnen Organ. Sie kann auch bei Arthritis, Schmerzen aller Art und Sportverletzungen eingesetzt werden. Akuter und chronischer Schmerz ist oft auf ganz bestimmte Bereiche beschränkt und kann deshalb gezielt behandelt werden. Wenn Sie mehrere Bereiche haben, mit denen Sie arbeiten wollen, behandeln Sie mit dieser Visualisierung einen nach dem andern.

- Visualisieren Sie, wie Sie eine Spritze mit reinem weißem Licht füllen.
- Stellen Sie sich vor, wie Sie dieses weiße Licht in den Problembereich injizieren. Während das Licht den Bereich füllt, leuchtet und strahlt das Licht von innen heraus.
- Während das umgebende Gewebe das Licht absorbiert, strahlen Sie vor Gesundheit.

*Schauen Sie zu, wie Ihr Problem sich in dem
reinen Licht auflöst.
Spüren Sie, wie Wellen ruhiger Energie sich kräuseln.
Hören Sie das Strahlen des Lichts.
Riechen und schmecken Sie die Energie.
Lassen Sie es real werden.*

Visualisierung „Helles weißes Licht"
Für die Verbindung mit dem inneren Selbst
(siehe Abbildung 23)

Wenn ich mich direkt mit dem hellen weißen Licht im Zentrum des Gehirns verbinde, erlebe ich ein unglaubliches Gefühl der Verbundenheit. Ich sehe ein Bild des vollkommen gesunden Körpers. Jeder hat irgendein Problem – eine alte Verletzung oder eine sich anbahnende Verletzung. Das Bild im hellen weißen Licht zeigt keinerlei Anzeichen irgendeiner Krankheit oder Verletzung. Wie bereits erwähnt, ist das der Bereich, den viele Menschen als Seele bezeichnen.

Die Seele ist der Leim, der die Energiesysteme aller Zellen zu einer kohärenten Frequenz vereint, die mit der gesamten Person übereinstimmt. Sie ist es, die dafür sorgt, dass alle Zellen im Einklang miteinander arbeiten. Obwohl jede Zelle mit ihrer Umgebung interagiert und ein Bewusstsein hat, repräsentiert die Seele unser einzigartiges Bewusstsein, den Beobachter all unserer Erfahrungen. Es ist das, was jeder von uns mit „Ich" meint; es ist das Selbst, der Beobachter.

Man könnte viele Schlussfolgerungen anstellen, was dieses weiße Licht ist; alle Interpretationen würden aus unserer einseitigen persönlichen Sinngebung entstehen. Für mich enthält dieses weiße Licht ein Urbild vollkommener Gesundheit – den vollkommenen Original-Bauplan. Dieses Urbild vollkommener Gesundheit ist das, was wir alle erleben wollen. Ich bin überzeugt, dass das Urbild vollkommener Gesundheit in Ihnen steckt. Es ist das optimale Urbild, das Ihnen genau jetzt aus den Augen schaut.

Viele spezifische Visualisierungen können unter Verwendung dieses hellen weißen Lichts gemacht werden. Viele Menschen haben den Eindruck, dass die Arbeit damit vor allem bei emotionalen Beschwerden besonders wirksam ist.

- Beim Einatmen ziehen Sie Energie durch Ihren Scheitel herein (siehe Übung „Universelle Energie in den Körper lenken" in Kapitel 4). Sammeln und bündeln Sie sie im Zentrum Ihres Gehirns.
- Erhellen Sie das Zentrum Ihres Gehirns mit Ihrer inneren Lichtquelle, und sehen Sie es strahlen.
- Beim Ausatmen visualisieren Sie, wie aus dem hellen weißen Licht Lichtenergie-Wurzeln sprießen.
- Lassen Sie die Wurzeln wachsen, und dehnen Sie ihr Netz aus, bis jede Zelle in Ihrem Körper mit diesen Wurzeln verbunden ist.
- Schauen Sie zu, wie Lichtimpulse vom Zentrum Ihres Gehirns über diese Pfade zu jeder Zelle gelangen und dabei die Botschaften des Körpers sich synchronisieren. Sie kön-

nen sehen, wie mit jedem Lichtimpuls das Problem oder die Krankheit wie Glas zersplittert und für immer von Ihrem Körper abfällt.

Sehen Sie das Licht pulsieren.
Fühlen Sie Ihr vollkommenes Selbst.
Hören Sie, wie Ihre Probleme zersplittern.
Riechen und schmecken Sie die Reinheit der Energie.
Lassen Sie es real werden.

Das Licht aus dem Zentrum Ihres Gehirns hat sehr wirkungsvoll die alte Programmierung auf Ihr Gesundheitsproblem weggespült und ist zum Original-Standardentwurf Ihres vollkommenen Selbst zurückgekehrt.

Visualisierung „Luftpolsterfolie"

Für ein örtlich begrenztes Problem in jedem Bereich des Körpers, wie etwa einen Tumor oder ein Fibrom (siehe Abbildung 24)

Wir alle haben schon einmal die kleinen Blasen von Luftpolster-Packfolien zerplatzen lassen; die folgende Visualisierung benutzt dieses Bild. Diese Visualisierung ist nützlich, wenn der Körper an einer bestimmten Stelle einen Fremdkörper loswerden möchte, etwa einen Tumor oder ein Fibrom.

- Stellen Sie sich den Problembereich als mehrere Schichten Luftpolsterfolie vor.
- Bewegen Sie Ihre konzentrierte Intention an diese Stelle.
- Beim Einatmen atmen Sie frische Luft und heilende Lichtenergie in alle Bläschen der Luftpolsterfolie und füllen Sie fast bis zum Zerplatzen.
- Beim Ausatmen lassen Sie so viele Bläschen wie möglich platzen. Stellen Sie sich vor, dass Sie dabei in diesem Bereich alle Muskeln anspannen, um die Bläschen zu zerdrücken.

- Wiederholen Sie diese Schritte, bis alle Bläschen zerplatzt sind.
- Atmen Sie kräftig aus, um alles unerwünschte Material aus Ihrem Körper auszustoßen. Füllen Sie sich mit grenzenloser heilender Energie.

Schauen Sie zu, wie die Bläschen platzen.
Spüren Sie die Luftstöße beim Platzen.
Hören Sie jede Mini-Explosion.
Riechen und schmecken Sie morgenfrische Luft.
Lassen Sie es real werden.

Atem-Visualisierung „Mythischer Drache"
Um Stress zu beseitigen (siehe Abbildung 25)
Diese Übung kann sehr nützlich sein, um krampfhaft im Körper festgehaltenen Stress zu beseitigen. Konzentrieren Sie sich auf den Körperbereich, wo Sie alle Ihre Sorgen festhalten.

- Beim Einatmen stellen Sie sich vor, dass Sie weißglühende Flammen einatmen.
- In Ihrem Bewusstsein lassen Sie diese Flammen dahin wandern, wo der Stress sitzt.
- Beim Ausatmen atmen Sie die Flammen und die Asche aus, zu der der Stress verbrannt ist.
- Mit jedem neuen Atemzug lassen Sie Ihre Bewusstheit weiter nach unten wandern, bis die Flammen vom Boden hochschießen. Jedes Einatmen facht die Glut an. Jedes Ausatmen beseitigt Verspannungen oder Stress.

Schauen Sie zu, wie Flammen Ihren Stress einhüllen.
Spüren Sie, wie Asche den Körper verlässt.
Hören Sie, wie Ihr Atem Sie ausstößt.
Riechen und schmecken Sie den Rauch.
Lassen Sie es real werden.

Reflexion

Jeder Gedanke, jede Intention, die wir ausstrahlen, ist Energie. Wenn Sie einen Stein in den Ozean werfen, beeinflussen die entstehenden Wellen jedes Atom im Ozean. Wenn wir gute Absichten oder Gedanken gegenüber jemandem hegen, beeinflussen wir jeden in unserer Umgebung und darüber hinaus. Stellen Sie sich einmal vor, wie die Welt aussehen würde, wenn wir alle gute Gedanken und Absichten hätten. Solch eine Welt ist möglich, wenn wir alle uns gegenseitig lehren, wie wir auf uns und andere Einfluss haben. Wenn die Welt zu dieser Einsicht gelangt, wird es keine Kriege und kein Töten mehr geben, nur Harmonie. Wie die Zellen im Körper werden wir alle zusammenarbeiten.

Ich betrachte das als ein realistisches Ziel, weil ich andauernd zahllose E-Mails von Menschen bekomme, die diese gegenseitige Verbundenheit von uns allen verstanden haben. In der Zwischenzeit haben wir die Aufgabe, die vielen Mauern der Angst, die es auf der ganzen Welt gibt, einzureißen. Viele Menschen sind sich unserer gegenseitigen Verbundenheit deutlich bewusst, mussten jedoch aus Angst vor Spott ihre Fähigkeiten unterdrücken. Aber ich sehe überall Anzeichen, dass diese Mauer der Angst bröckelt.

Selbstkompetenz und Selbstverantwortung breiten sich in dem Maße aus, in dem wir lernen, wie wir unsere Realität beeinflussen können. Selbstkompetenz ist ansteckend, indem jeder Mensch das Wissen, was wir alle erreichen können,

an andere weitergibt. Es gibt ein Begreifen und Annehmen unserer Heilungsfähigkeit und gegenseitigen Verbundenheit, das zu einer Welle anwächst. Die Wucht dieser Welle wächst exponentiell. Jede(r) von uns kann den Prozess des Wandels mit seinen oder ihren einzigartigen Talenten beschleunigen. Hegen wir alle diese Vision einer Welt, die geheilt ist.
Bleiben Sie am Ball!

Dank

Ein Dankeschön an Doris Lora für ihre Inspiration und Geduld. Ein Dankeschön an Robert Stirling für seinen Wissensdurst. Er hat eine Menge Fragen aufgeworfen, die in diesem Buch beantwortet werden. Einen großen Dank an Ivan Rados für seine ausgezeichneten künstlerischen Kreationen. Danke an alle, die mir auf diesem Weg Unterstützung und Hilfe gegeben haben.

DreamHealer
Informationen über Workshops, Rundbriefe und die DVD *„DreamHealer* Visualizations for Self-Empowerment" auf der Website www.dreamhealer.com

Wichtiger Hinweis
Für die in diesem Buch gemachten Vorschläge können weder der Verlag noch die Autoren Verantwortung übernehmen.
Im Zweifelsfall ist es ratsam, einen erfahrenen Arzt, Heilpraktiker oder Spezialisten für Naturheilkunde und Akupunktur zu konsultieren

Weitere Literatur aus dem Arbor Verlag

Adam

Selbstheilung durch Visualisierung

Selbstheilung durch Visualisierung zeigt uns Schritt für Schritt, wie wir das Immunsystem aktivieren und Körper, Geist und Seele in ihr natürliches Gleichgewicht zurückführen können.

„Alles, was wir zu unserer Selbstheilung brauchen, liegt bereits in uns. Wir benötigen einfach nur die Instrumente, um uns in den Psyche-Immunsystem-Zusammenhang einzuklinken und ihn zur Heilung zu nutzen. Die Vermittlung wirkungsvoller Heilungstechniken ist der Schwerpunkt dieses Buches. Mit diesem Buch hoffe ich, für Millionen von Menschen Hilfe zur Selbsthilfe und Selbstheilung zu leisten."

Adam

ISBN 3-936855-54-8

Gerne informieren wir Sie über unsere weiteren Veröffentlichungen. Schreiben Sie uns oder besuchen Sie uns im Internet unter:

www.arbor-verlag.de

Hier finden Sie umfangreiche Leseproben, aktuelle Informationen zu unseren Büchern und Veranstaltungen, Links und unseren Buchshop.

Arbor Verlag GmbH • D-79111 Freiburg
Tel. 0761. 401 409 30 • info@arbor-verlag.de

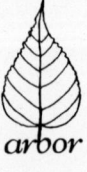